幸福
文化

幸福
文化

幸福
文化

幸福
文化

# 一天一排毒

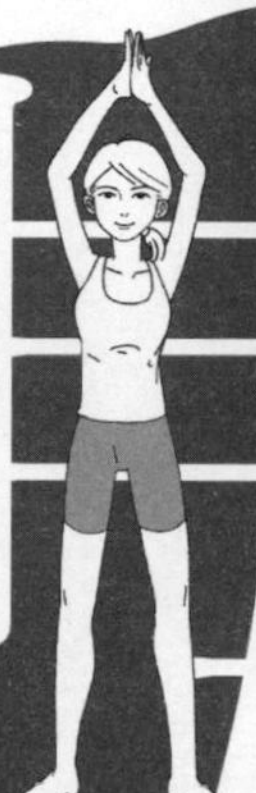

## 身體才會好

張霆——著

# 前言

也許很多人不知道，我們周遭的環境充滿了各式各樣的有毒物質，包括每天都會接觸的空氣、水和食物；此外，身體進行新陳代謝時，也會產生大量有毒廢物；再加上現今生活方式所造成的作息不規律、飲食無節制、運動量少以及喝酒抽菸、環境汙染等因素，使得越來越多的毒素悄悄進入了我們的身體。日積月累之下，必然引起種種中毒症狀，如口舌生瘡、心力不濟、胸悶氣短、腸胃不適等。

排毒，便成了迫在眉睫的養生課題。商人們也嗅出這個契機，適時地推出琳琅滿目的排毒產品，例如排毒養顏膠囊、排毒瘦身減肥茶等。突然之間，排毒在朋友圈裡儼然成為一種時尚，不管是誰便祕了，還是臉上長痘痘了，又或是肉肉不斷積累……總會有人說，「你體內毒素太多了，需要排毒！」可是，別看他們說起來頭頭是道，詢問他們究竟排的是什麼毒、該如何安全有效地排毒？恐怕都是支支吾吾，沒有幾人能講得清楚。

說到這裡，肯定有人會問了：既然你知道得這麼多，何不指點迷津，市面上那些林林總總的排毒產品，我們該怎樣選擇才是正確的？

其實，最健康、最行之有效的排毒方法是自然療法。

本書就是要幫助讀者，回歸到自然排毒狀態，每天以科學方法、規律方式吃吃喝喝、動動跳跳，既做好心理建設，也能讓生理活躍。學會「輕排毒」，能在眾多正確觀念和有效驗證的指導之下，打造一個不易「中毒」的健康體質，讓你從內而外充滿青春活力，容光煥發。

那麼，你準備好了嗎？接下來我們就要進入正文了，快去尋找一個適合你的排毒方法吧。

## 目錄


前言 002

第一章 ♦ 你的身體究竟有多「毒」？

一、「毒」藏在哪裡？ 014

∴ 體內會有哪些毒素？ 014

∴ 毒素究竟從何而來？ 018

∴ 體內毒素都藏在什麼地方？ 020

∴ 哪些是人體積蓄毒素的信號？ 026

二、你為什麼會「中毒」？ 038

∴ 空汙讓你無處可躲 038

∴ 居室染毒，令人防不勝防 041

∴ 蚊蟲叮咬，毒素不請自來 043

∴ 水中毒素，幾乎無孔不入 045

❖ 食物毒素，攝入實屬無奈 047
❖ 藥中毒素，必要之惡 050

三、「毒」在身體裡做了什麼？ 052
❖ 茶毒身體：一旦中毒百病叢生 052
❖ 茶毒心靈：誘發多種心理疾病 054

# 第二章 ♦ 天然排毒，無毒一身輕

一、輕食療：吃對喝對，毒素逐漸消退 058
❖ 白開水排毒素 058
❖ 麵包排毒素 064
❖ 堅果排毒素 066
❖ 生薑排毒素 070
❖ 蜂蜜排毒素 074
❖ 牛奶排毒素 079

∵蔬菜排毒素 082
∵水果排毒素 087
∵冰糖排毒素 093
∵食醋排毒素 096
∵喝茶排毒素 100

**二、輕調理：習慣好，毒素自然少** 108

∵睡眠排毒素 108
∵出汗排毒素 113
∵洗澡排毒素 116
∵通便排毒素 118
∵利尿排毒素 121
∵按摩排毒素 126
∵拔罐排毒素 128

**三、輕解毒：不小心中毒，自己先救護** 132

∵變質食物中毒的解毒處理 132
∵未熟食物中毒的解毒處理 136

∵ 隔夜食物中毒的解毒處理 140
∵ 冰箱食物中毒的解毒處理 145
∵ 味精中毒的解毒處理 151
∵ 蔬菜中毒的解毒處理 155
∵ 水果中毒的解毒處理 161
∵ 葷菜中毒的解毒處理 164
∵ 蚊香中毒的解毒處理 168

**四、輕心理：還心靈乾淨，與自己和好** 172

∵ 電腦狂暴症的自我疏導與調節 172
∵ 路怒症的自我疏導與調節 174
∵ 孤獨症的自我疏導與調節 176
∵ 自閉性格的自我疏導與調節 180
∵ 創傷症候群的自我疏導與調節 183
∵ 職場憂鬱症的自我疏導與調節 186
∵ 憂鬱症的自我疏導與調節 188

## 第三章 ♦ 祛五臟濕熱毒，大小病痛不上身


一、輕淨胃：濕熱毒自脾胃生，養好脾胃護一身 194
❖ 脾胃虛弱，易生濕熱毒 194
❖ 薏仁：健脾益胃，清熱解毒 197
❖ 馬齒莧：清熱健脾，利水除濕毒 199
❖ 荷葉薏仁粥，祛濕祛熱，消脂排毒 202
❖ 半夏山藥粥，祛濕毒除胃熱 204
❖ 清熱連梔茶，調治胃熱牙齦痛 206
❖ 蜂蜜綠茶，調治濕熱口腔潰瘍 208
❖ 豐隆穴：沉降胃濁，祛濕化痰 211
❖ 手三里：潤滑脾燥，清熱明目 213
❖ 內庭穴：清除胃熱，提升食慾 215

二、輕淨心：濕熱毒心使憋屈，宣通上焦人安寧 217
❖ 平和心境，心不傷則濕熱不傷 217
❖ 按摩心包經，養心除濕熱 219

∵ 高麗參茶，清心除煩治心病 224
∵ 玉竹豬心湯，化濕除熱去胸悶 226
∵ 酸棗薏仁湯，除邪安神助睡眠 228
∵ 絲瓜養心湯，補虛養心安神定驚 230

**三、輕淨肺：濕熱毒肺氣不暢，淨化肺臟人無恙** 232

∵ 肺臟很嬌氣，最怕濕熱襲 232
∵ 川貝母燉雪梨，清肺熱止咳嗽 235
∵ 枇杷清肺飲，解毒散結除痤瘡 237
∵ 五行養肺湯，平衡陰陽防外邪 239
∵ 加味百合湯，利濕清肺防哮喘 243
∵ 竹筍西瓜皮鯉魚湯，緩解脾濕哮喘症 245
∵ 常用三仁湯，清肺化瘀止咳嗽 247
∵ 經常按肺經，養肺防濕熱 249

**四、輕淨肝：濕熱毒肝邪火旺，疏肝清膽保康健** 253

∵ 肝膽濕熱，務必當心 253
∵ 女人有異味，肝火是凶手 256

綠色食物，清肝瀉火之首選 258
玫瑰疏肝茶，柔肝醒脾平脅痛 261
加味菊花茶，平肝降火除油膩 263
夏枯草膏，清瀉肝火散鬱結 265
茵陳蒿湯，清熱利濕退黃疸 266
按摩曲泉穴，清肝又祛濕 268

五、輕淨腎：濕熱毒腎精血衰，清除腎毒精力足 271
濕熱下注致陽痿，澤瀉粥來幫忙 271
黑豆補腎湯，除濕除熱治腰痛 273
蓮子化濕補腎湯，調治濕熱遺精 275
玉米鬚湯，清熱利尿消腎炎 277
濕熱帶下擾人煩，蒲公英茶能止帶 279
常吃綠豆芽，清熱解毒利尿路 281
按摩腎經補元氣，阻擋外邪不入侵 283

六、輕淨腸：濕熱毒腸泄不暢，通達腸道便正常 287
定時排便，大腸不易生濕熱 287

❖ 雙苓木棉花茶，祛除小腸濕熱毒 289
❖ 常喝紅豆湯，祛除濕熱又養生 292
❖ 二黃湯，清除濕熱止腹瀉 293
❖ 二苓粥，整腸潤腸治便祕 295
❖ 馬齒莧綠豆湯，平復濕邪止痢疾 297
❖ 按摩小腸經，補養正氣 299
❖ 按摩大腸經，防治腸病禦外邪 302
❖ 搖搖擺擺，刺激腸道排毒氣 305

# 第一章

# 你的身體究竟有多「毒」？

# 一　毒藏在哪裡？

## 體內會有哪些毒素？

國外曾經做過調查，對數千人的血液和尿液進行化驗，結果顯示，這些人體內平均攜有七百多種合成的化學物質，它們大多是由空氣、水和食品而來，且肝臟內的有毒物質最多（達幾百種），因為它是人體中最重要的解毒器官。

雖然這些魔鬼無色無形，肉眼沒辦法看到，但是人體就像是海綿一樣，不斷地吸收著。從一早睜眼醒來到晚上閉眼睡下，它們無孔不入、無役不與。早餐想吃一碗穀物麥片粥，其中卻含有十幾種食品添加劑；漢堡中的牛肉來自大型農場，生長激素、抗生素和鎮靜劑似乎從不間斷；睡覺用的床墊，在進入市場之前，已經塗抹了阻燃的化學物質，釋放出微量的甲醛；乾洗的衣物中，含有三氯乙烯和正己烷的氣體或殘留物；治療疾病的藥物，也是化學合成……在日常生活中，會接觸到的化學物質多達十萬種。

二十世紀，為了賦予人類更美好便捷的未來，成千上萬的人造化合物被開發利用。然而到了二十一世紀，反倒成為不可或缺的依靠，甚至在某些食品中，天然的維生素和抗氧化物質都已消聲匿跡，取而代之的，則是形形色色的化學添加物。

此類物質族繁不及備載，絕大多數都是有毒的，亦即人體內毒素的元凶。而關於毒素，中西醫的定義並不相同。西醫的釋義十分抽象，指其為一種干預人體正常生理活動，並且破壞器官組織功能的物質；然中醫的「毒素」範圍相對來說比較廣泛，包括所有新陳代謝產生的廢物，以及各種經過口、鼻、皮膚進入身體的有毒、有害物質。

毒素，根據產生方式、性質、來源的不同，而有以下分類。

## 1.依產生方式，可以分為外毒和內毒

外毒指的是由外在環境的汙染所造成，例如汽車排放的一氧化碳、工廠廢氣和塵埃（屬空氣汙染）等，家用汙水和工業廢水（屬水汙染）等，農藥和化肥成分、食品的添加物（屬食品汙染）等，藥物的毒副作用等，還有細菌和病毒，透過不同的途徑進入人體，毒害我們的健康。

內毒是指葡萄糖、蛋白質和脂肪等，於代謝的過程中不斷產生廢物，在體內堆積而成，主要有宿便、自由基、膽固醇、脂肪、尿酸、乳酸和廢氣等，還包括已經老化死亡的細胞。

宿便所含的毒素是萬病之源。糞便產生後，如果在十二～二十四小時內沒有排出，

就會在腸道裡腐爛變質，成為細菌的溫床。一旦在體內停留的時間過長，其中的毒素可能會被腸道重新吸收，危害人體健康。

自由基是破壞力最大的內毒。它本為氧化反應後的自然產物，會不斷出現，於人體的衰老過程和藥物的毒副作用中，扮演非常重要的角色，同時還會損害體內的蛋白質和DNA等，導致細胞死亡或發生癌變。

尿酸主要由腎臟排出體外，如果排尿不通暢，就會使其沉積在人體的軟組織或者關節中，引起紅腫和變形。

## 2. 依性質，可以分為水毒、脂毒、瘀毒、痰毒、氣毒、火毒等，同一個人可能被好幾種毒素同時侵擾

水毒在中老年人之間最普遍也最嚴重，尤其是四十歲以上者。早上起床後發現眼皮和腳踝浮腫，表示水毒已入侵身體，常見的症狀有小便減少、顏色深，排便不規律等。

脂毒在青少年和中年時期最為常見，導因飲食不節制、過於油膩，肝細胞被脂肪包圍，使肝臟不能正常工作，主要症狀有肥胖等。

瘀毒一般隱藏在人體血液裡。尤其是四十歲之後，血管內開始有老舊廢物淤積，阻礙正常的血液循環，就會形成瘀毒。高血壓、糖尿病、冠心病等慢性疾病的產生，皆和其脫離不了關係。

痰毒與飲食不當或者肺功能障礙有關，主要表現為痰多，一天到晚總是咳不完。氣毒則產生於肺部，常見有口臭和排出的大便帶異味。

## 3. 依來源，可以分為食毒、寒毒、熱毒、濕毒和藥毒等

食毒指的是食積之毒。食物的消化、吸收以及輸送，都是由脾胃共同完成的，如果脾胃功能出現失調，食物就不容易被消化吸收，易積體內產生毒素，進一步損傷脾胃，導致食慾不振、胸悶、大便不暢、痤瘡（青春痘）等症狀。

寒毒的來源比較廣泛，各種因素致使身體內部陰盛陽虛，寒氣入內，血液因此凝滯，循環不暢，嚴重者會引起血栓。

熱毒與寒毒正好相反，各種因素導致身體內部陰虛陽盛，火熱病邪鬱結成毒。會引起肝火旺、燒心等症狀，導致口臭、咽喉疼痛、面部油垢、痤瘡、流鼻血、汗多、大便乾燥、大便出血等情形。

濕毒是由於身體的水分代謝發生障礙，無法順利排出，積聚在體內，造成胸脘脹滿、口黏、體胖肚大（肥人多濕），古人云：「千寒易除，一濕難去。濕性黏濁，如油入麵。」即明確指出濕毒非常棘手和麻煩。

藥毒是由於服用藥物不當或者過量所致，沒有達到治療效果，反而蓄積成具有危害性的毒素，替肝臟帶來相當大的負擔。

## ∵ 毒素究竟從何而來？

一般而言，有三種管道。

### 1. 來自父母的遺傳

當卵子和精子相遇結合後，父母雙方與生俱來的遺傳基因，就形成了個人的先天體質，無法更改。中醫學裡的陰陽五行學說，將人的體質分為陰虛型、陽虛型、氣滯血瘀型、痰濕型和氣血兩虛型等不同的類別，其中，陰虛型、陽虛型、氣血兩虛型容易產生濕毒。

### 2. 日常飲食中攝取

飲食是維持生命的必要手段，從中攝取的營養經過消化吸收以後，會代謝成殘渣，大部分是透過大便、小便以及皮膚汗液排泄等方式排出體外，一小部分會殘留在大腸內部。當這些殘渣毒素積少成多之後，就是所謂的「宿便」，其表現為糞便變硬，降低了大腸和結腸的蠕動功能，毒素開始堆積在腸壁上；而且腸壁會重新吸收宿便中的毒素，輸送到全身，從而導致口臭、便祕、脹氣、腹痛、痔瘡等症狀。

部分人在進食後，很容易放屁，而且又響又臭，特別是一些無肉不歡的人；因為肉類會被分解出對人體無益的二氧化硫等代謝物，當其無法隨著糞便排出體外，就容易以屁的方式釋出。

除了食物中的某些物質會轉化成毒素外，有些食物本身就具有毒素，如以下幾種。

❶燒焦的食物。如燒烤過度，產生焦味，局部發黑呈炭狀的食物。

❷高溫烹調過的某些食物。

❸變質或者未煮熟的食物。

❹已發芽的馬鈴薯和花生等。

❺加入添加劑（如防腐劑）、色素、糖精等化學物質的食品。

❻漂白過的豆芽、銀耳等。

❼回鍋油煎炸的食物，如油條、臭豆腐、炸雞等。

### 3. 環境毒素

現今環境的人為汙染日趨加重，空氣、水質、重金屬、農藥、洗潔用品等，都會藉著呼吸、接觸、飲食侵入人體，加速毒素的積累。

## ∵ 體內毒素都藏在什麼地方？

凡是不能及時排出體外，並對身體會產生不良作用的物質，都可以被稱為「體內毒素」。這些毒素分為外毒和內毒；外毒是受到外在環境汙染而造成的，而內毒就在人體內產生，雖然來源不同，但結果相同，就是危害人體的健康。

雖然毒素無形無色，善於偽裝，但凡走過必留下痕跡，依舊會在身體各個部位現蹤，我們要儘快找出體內毒素的藏身之處，迅速將它趕出去。

### 1. 肝臟

肝臟是身體內以代謝功能為主的最大型器官，也是人體消化系統中最大的消化腺，同時擔負起尿素合成的重任。

隨著年齡增長，肝臟的功能會衰退，致使毒素在肝臟內堆積，如果達到一定數量，身體就會出現不適的症狀。

**【肝臟積毒症狀】**

例如指甲的表面會有凸起或是向下凹陷的稜線；女性的乳腺出現增生的情況，尤其是在經血即將排出體外時，腹部會因為氣血的充盛而變得脹痛；臉部長出痘痘；偏頭痛；情緒波動較大。

【肝臟最佳排毒時間】

為凌晨一點至三點，此時會因排毒而活動旺盛，所以人應該要進入睡眠狀態，從而促使肝臟完成排毒工作。因此，請儘量不要熬夜，保持充足的睡眠時間。

【為了確保肝臟的排毒功能，可使用以下方法保護肝臟】

1. 按揉太衝穴。太衝穴位於足背第一、二蹠骨結合部之前的凹陷中，用拇指按揉三～五分鐘，有輕微痠脹的感覺即可。
2. 多吃綠色的食物，能夠通達肝氣，發揮疏肝、解鬱、緩解情緒的作用。
3. 食用枸杞除了能排毒，還可保護肝臟，提高其耐受性。

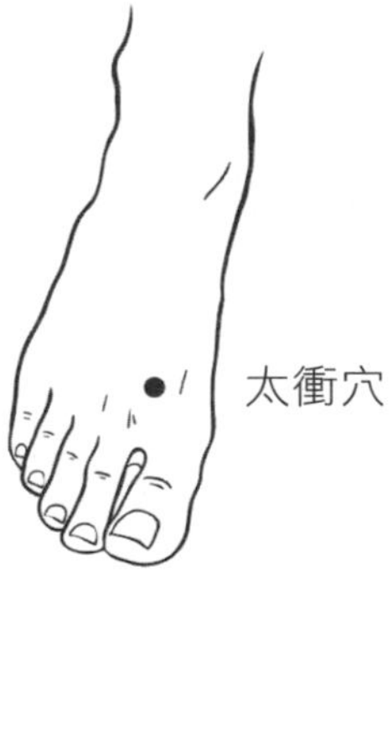


## 2. 心臟

心臟的主要作用是推動血液，向身體內的器官和組織，提供充足的氧氣和各種營養物質，比如水、無機鹽、葡萄糖、蛋白質和各種水溶性維生素等，並且帶走體內代謝的產物，像是二氧化碳、尿素和尿酸等，使細胞維持正常的功能。

年齡大了，心臟的機能也會減弱，一旦有毒素堆積，身體立即相應出現一些不適症狀。

【心臟積毒症狀】

例如舌頭出現潰瘍、額頭長痘，通常是心火旺盛產生火毒；或胸悶、心臟刺痛、失眠、心悸等。

【心臟最佳排毒時間】

為上午十一點至下午一點，此時可吃一些保心、助排毒的食物，例如茯苓、堅果、黃豆、黑芝麻、小棗（小型紅棗）、蓮子等。

【為了確保心臟的排毒功能，可使用以下方法保護心臟】

1. 按揉少府穴。少府穴位於掌心第四根和第五根掌骨之間。握拳，左右手交替按揉小指與無名指的指端之間。

2. 食物排毒首推蓮子芯。蓮子芯味苦，有寒性，能夠發散心火，但不會損害人體的陽氣，是化解心臟熱毒最好的選擇，其次是綠豆湯，也有同等功效。

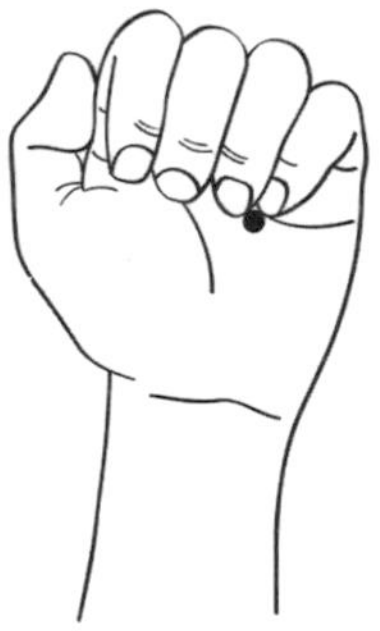

## 3. 脾臟

脾臟是人體中重要的免疫器官之一，含有大量的淋巴細胞和巨噬細胞，並具有濾血的功能，可清除衰老的紅血球、抗原和異物。

隨著年齡的增長和疾病的困擾，脾臟的作用會衰退，如果堆積了毒素，身體就會出現不舒服的情形。

**【脾臟積毒症狀】**

例如面部長色斑；女性白帶過多；口臭明顯；嘴唇周圍長痘痘或者有潰瘍。由於脾的功能不佳，不能及時把毒素排出體外，會導致脂肪在體內迅速累積。

**【脾臟最佳排毒時間】**

為上午九點至十一點，可多拍打小腿排毒消水腫。

**【為了確保脾臟的排毒功能，可使用以下方法保護脾臟】**

1. 按壓商丘穴。商丘穴位於內踝前下方的凹陷中，用手指按揉三分鐘左右，保持痠痛感。
2. 食用烏梅、醋等酸性食物，不但可化解食物毒素，還能增強腸胃的消化功能，健脾排毒。

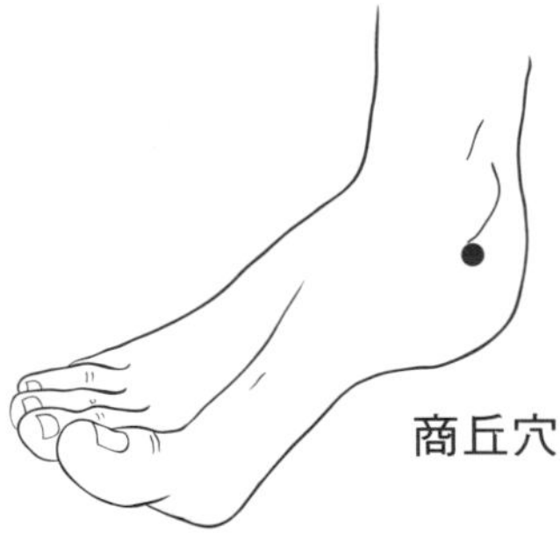

商丘穴

## 4. 肺臟

肺是人體的呼吸器官。

隨著歲數的增加和小病小痛的侵襲，肺的功能會降低，進而開始累積毒素，出現症狀。

**【肺臟積毒症狀】**

例如皮膚會呈現鏽色、晦暗；腸道內不正常的淤積，出現便祕；干擾肺內的氣血運行，導致其無法正常舒暢胸中的悶氣，情緒變得多愁善感。

**【肺臟最佳排毒時間】**

為凌晨三點至五點，這段時間最容易咳嗽，要做好保暖工作。

**【為了確保肺臟的排毒功能，可使用以下方法保護肺臟】**

1. 按揉合谷穴。合谷穴位於手背上第一、第二根掌骨之間，請用力按壓。
2. 食用蘿蔔等有助於排便的食物。大腸一旦通暢，肺也能隨之排出毒素，蘑菇和百合都有很好的養肺滋陰功效。

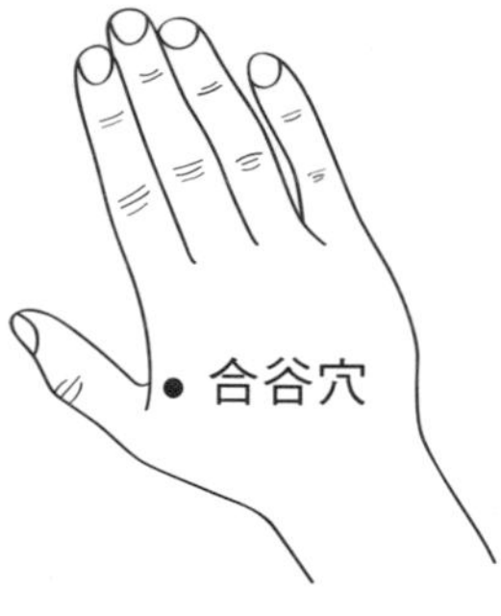

3. 運動，讓肺部清爽，或者深呼吸。
4. 泡一個熱水澡，加快汗液的分泌。

## 5. 腎臟

腎臟的基本功能是生成尿液，清除體內的代謝產物以及某些廢物，同時利用再次吸收，保留水分以及其他有用的物質，如葡萄糖、蛋白質、胺基酸等，從而維持電解質及酸鹼平衡。

年紀大了毛病也多，會影響腎臟功能，致使毒素堆積，造成一些小麻煩。

**【腎臟積毒症狀】**

例如女性月經量減少，經期變短，經血顏色變暗；水腫現象；下頷長痘痘；容易疲倦，四肢無力。

**【腎臟最佳排毒時間】**

為早晨五點至七點。經一夜睡眠，各處累積的廢物已送達腎臟，因此起床時喝一杯白開水，可加速毒素排出體外。

【為了確保腎臟的排毒功能，可使用以下方法保護腎臟】

1. 按壓湧泉穴。湧泉穴是人體最低的穴位，位於足底的前三分之一處，邊按邊揉五分鐘左右。

2. 冬瓜富含汁液，能夠刺激腎臟增加尿量，或者是山藥，增強腎臟排毒功能。

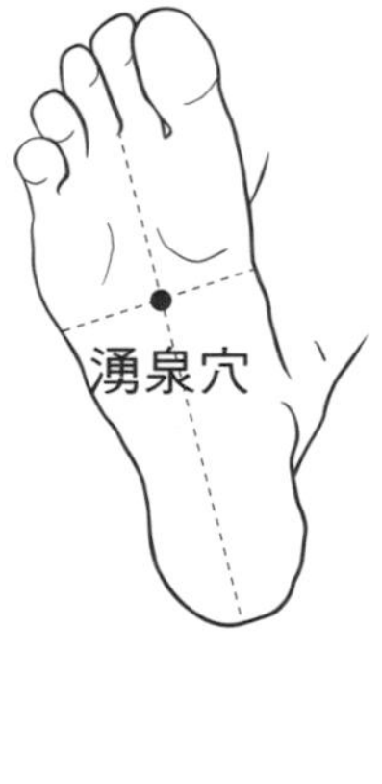


## ∵ 哪些是人體積蓄毒素的信號？

如果人體出現以下症狀，表示體內毒素積累過多，需要及時排出。

### 1. 口瘡

口瘡（俗稱嘴破），是指復發性口腔潰瘍，乃口腔黏膜疾病中，發病率最高的一種，在口腔各個部位都能出現，頻發於唇、頰、舌緣等，但是在角化完全的附著牙齦和硬顎中很少見。

口瘡的好發年齡在十～三十歲，以女性較多，一年四季均會發生，一般十天左右就能夠自行痊癒。其具有自限性、周期性和復發性等特點。

口瘡與免疫系統有著密切的關係，免疫力下降，口瘡就會反覆發作；有口瘡的患者，一般表現為免疫缺陷，即自身的免疫反應減弱。其次是與遺傳有關，父母一方或者雙方患有口瘡，其子女也比一般人更容易發生；再者，口瘡的發作，也和消化系統疾病以及功能紊亂有關，例如消化不良、腹脹、腹瀉、胃潰瘍、十二指腸潰瘍、慢性肝炎、結腸炎或者便祕等。

體內缺乏某些營養成分，例如鋅、鐵、葉酸、維生素B群等，導致免疫功能低下，也增加口瘡發病的可能性；最後，偏食、精神緊張、睡眠不足、過度疲勞、工作壓力過大、普通感冒等，都會導致口瘡。

口瘡的臨床表現，分為輕型、疱疹型和重型三種。

**輕型口瘡**，症狀在於出現充血區，之後形成直徑二～四公釐，圓形或者橢圓形的小潰瘍，表面有一層淡黃色的假膜；潰瘍周圍的黏膜會充血，呈現紅暈狀，形成後有較劇烈的燒灼痛，一般七～十天能夠自行癒合，不留疤痕，但是經過長短不一的間歇期後復發。

**疱疹型口瘡**，也稱為口炎性口瘡，瘡面數目多、潰瘍小，分布廣泛，黏膜充血明顯，與輕型口瘡的症狀大部分相似，同時產生劇痛，並且伴有頭痛、發熱、局部淋巴結腫大等。

**最為嚴重的是重型口瘡**，發生於唇內側及口角區黏膜，初期的症狀與輕型口瘡相同，但後期潰瘍呈現紫紅色或者暗紅色，周圍出現紅暈，局部有劇烈的疼痛，並且伴隨著局部淋巴結腫大、發熱等，一般會延續一個月以上，而且痊癒後會留下疤痕，嚴重的可能導致組織缺損。

口瘡產生的同時，還會併發口臭、慢性喉嚨發炎、便祕、頭痛、頭暈以及噁心、乏力、煩躁、發熱等全身症狀。

治療口瘡，主要的方法在於消炎、止痛，促進潰瘍癒合，但要根據病情的輕重謹慎選用。口瘡發生大部分與個人有關，應避免誘發因素，如注意口腔衛生，避免損傷黏膜（不要食用辛辣食物以免局部刺激），建立良好的生活習慣，均衡飲食，定時排便防止便祕，充足的睡眠時間，不過勞，保持心情舒暢。

## 2. 口臭

口臭指的是從口腔或其他充滿空氣的器官中，如鼻、鼻竇、咽喉等，所散發出的臭氣。嚴格來說，它已經算是一種疾病，嚴重地影響人們的社交活動和心理健康，發病率大約為三十％。

口臭的原因很多，大致可分為口源性口臭、非口源性口臭和生理性口臭三種，其中，第一種是最主要的原因。

❶ **口源性口臭**，是指口腔局部患有疾病。據統計，八十～九十％的口臭都是來自

口腔。口中有尚未治療的齲齒，未拔除的牙齒殘根、殘冠，牙齦炎、牙周病以及口腔黏膜破損等，都會引發口臭，其中以齲齒和牙周疾病最常見。

牙周病患者經常伴有牙結石、牙菌斑，牙周袋內細菌發酵產生硫化氫、吲哚和氨類等物質，因而產生臭味；唾液也是重要因素之一，唾液減少，會使細菌大量繁殖，分解唾液、牙齦溝液以及食物殘渣中的有機成分，產生揮發性硫化物，從而引起口臭。

❷ **非口源性口臭**，是因鄰近口腔的組織疾病，如化膿性扁桃腺炎、慢性鼻竇炎、萎縮性鼻炎等，產生了膿性的分泌物而導致口腔出現異味；一些內科的疾病，如急慢性胃炎、消化性潰瘍，也會使口腔出現酸臭味；胃癌晚期患者的口腔，經常會有臭鴨蛋味，尿毒症患者則有爛蘋果味；另外，白血病、缺乏維生素、重金屬中毒等疾病，都會引起口臭。

❸ **生理性口臭**，指的是服用某些藥物或者吃洋蔥、大蒜等刺激性食物，或抽菸、睡眠時，唾液分泌量減少，使細菌大量分解食物殘渣，因而造成短暫的口臭；不注重口腔衛生，會讓舌背的菌斑增多、增厚，因而出現口臭。

口臭並不可怕，只要找到原因，對症治療即可。

保持口腔衛生是杜絕口臭最有效的方法，每天至少刷牙兩次，養成進食後及時漱口（或使用漱口水）的習慣，常常清潔舌面（有助於抑制舌面的微生物孳生）；或咀嚼富含纖維的食物抑或嚼口香糖等，都有利於預防、減輕口臭。

## 3. 色斑

色斑是指與皮膚顏色不一樣的斑點，包括雀斑、黑斑、黃褐斑、妊娠斑和老年斑等。原因為皮膚黑色素的增加而形成沉積性、損容性的皮膚疾病，多發於面頰和前額，日曬後病情加重，常見於女性。

脾臟主管體內排濕，若其毒素無法排出體外，就會另找出口，形成色斑。當然，色斑類型不同，成因也不同，預防和治療方法也就不一樣。

### ❶ 雀斑

雀斑形成的主要原因為遺傳因素，並不一定是父母，也有可能隔代遺傳，大多出現在皮膚較白者的臉上；日曬也是原因之一，陽光中的紫外線不但會刺激皮下的色素細胞活動頻繁，製造出大量的黑色素，而且會損傷皮膚細胞正常的新陳代謝功能，導致黑色素殘留在表皮上，甚至沉積於真皮中，無法順利排出體外。因此雀斑在春夏季節會加重加深，到了秋冬季節又變淡。

治療雀斑可採用化學剝脫法、冷凍療法、雷射手術等。利用手術的方法處理，短期內皮膚會變黑，時間久了會慢慢消失。手術後口服維生素C，能夠促進色斑的消退。手術療效因人而異，有些人即使治療成功，也會有復發的可能性。

## ❷黑斑

日曬是黑斑形成的最大原因。其名稱由來是因為職業性黑變病：長期接觸瀝青、煤焦油、石油類產品的人，由於吸入這類物質的揮發物而導致皮膚慢性發炎，黑色素沉積。使用過期或者劣質的化妝品，不良的生活習慣，都會讓黑色素增加。

治療黑斑的方法是減少接觸有毒有害物質的機會；加強個人皮膚的保護工作，避免日曬太久；維生素C可抑制黑色素生成，請多吃富含維生素C的蔬果。

## ❸黃褐斑（肝斑）

人臉部的表皮層最薄，毛細血管最為豐富，也是最容易堆積色素的地方。由於組織細胞間的微細循環受到阻礙，導致細胞遭到溶解死亡，從而使黑色素增加而形成黃褐斑，好發於女性。

從中醫來說，體內陰陽失調是形成黃褐斑的主要原因，肝氣堆積、脾胃虛弱、腎陽不足，都會導致面部有黃褐斑；長期服用避孕藥的女性，有高達二十%的可能性易發黃褐斑；此外，治療高血壓、糖尿病的藥物以及感光性較強的食物，如芹菜、香菜、胡蘿蔔等，也容易引起這種斑點出現。

一些慢性疾病，如慢性肝炎、結核病等，也會導致體內產生黑色素，一旦來不及排出體外，久而久之就會在面部看見黃褐斑；女性使用化妝品不當會加重、加快黃褐斑的形成。

## ❹ 妊娠斑

妊娠斑和妊娠紋出現的原理一樣，都是因為孕期的特殊生理狀況，雌激素的變化會促使體內黑色素暫時增加。分娩後，黑色素沉積的部位會漸漸褪色，皮膚恢復正常，不過，有些妊娠斑並不會完全消失，需要採取一些措施，儘量減輕膚色加深的程度。

女性妊娠是一個較容易發生皮膚炎的時期，請使用天然的護膚品，不要化妝，避免陽光直射，做好防曬工作。妊娠斑大多在產後三個月內自然消退，如果不如預期，則需要慢慢調理。

## ❺ 老人斑

老人斑隨著年紀而產生，對身體沒有什麼危害。但是身上如果短時間內大範圍地出現，應立即去醫院檢查治療。

為了延緩身體的細胞老化，減少或者推遲出現老年斑，首先要調整日常飲食中的脂肪攝入量，多食用新鮮水果和蔬菜；適當地參加體育活動，儘量避免陽光長時間的曝曬和刺激，外出塗抹防曬油；如果老人斑的數量不多，可採取雷射和冷凍等手術去除，或者用拍打摩擦的方式，每天拍打手背至發紅發熱後，再按摩一百次，大約三個月後，老人斑會自行消失。

## ❻ 痤瘡

痤瘡常發生在青春期，之後往往會自行痊癒或者症狀減輕。原因主要與皮脂分泌過多、毛囊皮脂腺導管堵塞、細菌的感染和發炎反應等密切相關。

進入青春期後，人體內部的雄激素水準迅速升高，會促進皮脂腺發育並產生大量皮脂，導致毛囊皮脂腺導管堵塞，無法順利排出體外；同時痤瘡丙酸桿菌持續繁殖，分解皮脂為游離脂肪酸，加重症狀。其主要以臉部的白頭、黑頭粉刺，丘疹、膿皰、結節等多形性皮損為基本特點。預防和治療需從生活的方方面面著手。

在日常的護理中，每天用溫水洗臉一～二次，清潔皮膚，不能用手擠壓或者搔抓臉部，切記不可使用油脂類、粉類化妝品和含有糖皮質激素的軟膏及霜劑。

藥物治療方面，可口服抗生素和糖皮質激素；局部外用藥物，則使用紅黴素等。

## 4. 便祕

便祕主要是指人的排便次數或便量減少，糞便乾結、排便費力等，要結合糞便形狀、平時的排便習慣以及排便有無困難而做出判斷。

從病因上分析，可分為器質性便祕和功能性便祕兩類。前者是由於身體的一些疾病而影響了排便的情況，如腸胃的器質性病變、肛門病變、內分泌或代謝性疾病、神經系統疾病，以及服用一些藥物的毒副作用，導致腸腔狹窄或阻塞，從而引起便祕。

後者則指日常的生活和飲食習慣導致，如身體積累了許多毒素，使得腸胃的功能變弱；進食量減少、缺乏纖維素或水分不足；工作緊張，生活節奏過快，壓力過大；運動量小、活動過少等，都會造成排便困難。還有，藥物的依賴性也有一定的影響。失眠、煩躁、多夢及憂鬱、焦慮等精神心理障礙也常伴隨便祕出現。便祕程度雖然輕重不一，但是對人體的危害非常大，一般根據病因、類型會透過生活調整和藥物來治療。

生活調整就是改變不良的飲食喜好，增加膳食纖維和飲水的攝取量；養成定時排便的習慣，如早晨起床後；增加平時的運動或活動量；此外，也要積極修正心態，因為情緒好壞對治療極為重要。

藥物治療是透過藥物來達到通便的目的，但具有一定的風險性，因此便祕側重於預防。避免進食過少或食品過於精細、缺乏殘渣；減少因精神因素、生活規律的突然改變、長途旅行過度疲勞等干擾；合理安排生活和工作，做到勞逸結合。對於已經出現便祕症狀的患者，建議每天至少喝二千毫升的白開水，進行中等強度的鍛鍊。

## 5. 肥胖

肥胖症是一種代謝性疾病，通常是體內的脂肪細胞，其體積和數目增加，導致體脂占體重的百分比異常增高，且某些部位沉積過多脂肪為主要特徵。

肥胖症產生的原因有很多，主要是遺傳、社會環境以及心理因素等。父母的體質往往會遺傳給子女，根據醫學研究，父母中有一人肥胖，則子女有四十％的機會肥胖；

如果父母皆肥胖，則機率升高至八十%。

交通工具日益發達（不用走路）、電子產品方興未艾（不需起身）、懶得運動（沒有排汗）等，使得人體消耗熱量的機會減少，再加上各式各樣的美食（能吃真的不是福），當然助長肥胖症的發生。

預防和治療肥胖症的主要措施，有適當地減低膳食熱量，讓攝入體內的低於消耗的；補充各類維生素；進行有氧鍛鍊，如步行、慢跑、有氧體操、舞蹈、騎自行車、游泳、跳繩、爬樓梯等；建立健康的生活方式，不邊看電視邊吃東西，不飲酒，保證充足的睡眠，積極紓解心理的壓力，保持情緒的穩定。

## 6. 皮膚瘙癢

皮膚瘙癢是一種只有癢而無原發性損害的毛病，根據範圍以及部位，可分為全身性瘙癢和局限性瘙癢兩大類。

其主要症狀有皮膚乾燥或者油膩，容易起紅疹、色斑、小疙瘩，也常常過敏。因為皮膚是排除體內毒素的重要途徑，會如鏡子般反映身體狀況，一旦毒素過度累積，就會在皮膚顯現出來。

全身性瘙癢症多見於成人，常為陣發性，嚴重的還會有加劇持續性的陣痛，這些症狀與外界的環境因素密切相關，如濕度、季節、工作環境中的生物或化學物質的刺激，或者外用藥物、使用鹼性強的肥皂，以及患者皮膚的皮脂腺與汗腺分泌功能不調。

局限性瘙癢症的病因，有時與全身性瘙癢症相同，也與局部的皮膚溫度高、多汗、摩擦、真菌感染等有關。

尋找皮膚瘙癢的病因，加以避免是防治的關鍵。不要以搔抓、摩擦以及熱水燙洗等方法進行止癢；生活習慣應該規律，衣著不應過於緊身，沐浴不能過勤；避免飲酒、喝濃茶以及食用辣椒、胡椒及芥末等辛辣刺激食物；注意休息，改變不良作為。

## 7. 容易產生疲倦感

人體的毒素累積到一定的程度，自然會加重體內各個器官和系統的負擔，從而出現疲勞、嗜睡、感冒、身體發熱、容易出汗、免疫力降低等現象。

## 8. 尿頻、尿少、尿刺痛、四肢腫脹

某些致病的因素或者毒素在體內堆積過多，就會妨礙器官的正常功能，使得大量水分滯留，出現下肢水腫的問題。尿液則是人體毒素多少的重要反應。

## 9. 頭腦混沌、記憶力下降、容易發怒

毒素一多，器官就容易壓力過大，導致身體內部循環不暢，從而出現大腦供血、供氧不足，影響正常工作，造成情緒和精神上的問題。

## 10. 長痘痘

臉部兩側是肝經的直接反應區，這個症狀是提醒人們，肝臟的毒素該清理了。

# 二 你為什麼會「中毒」？

## 空汙讓你無處可躲

陽光、空氣和水是生命不可或缺的三大要素。人類透過呼吸，與外界環境不斷地進行氣體交換，以確保身體的正常生理活動。但是，隨著經濟的發展，人為的有害氣體，不斷地排放到大氣層中，不僅破壞了居住環境，也威脅到人類生存。

空汙，已經嚴重地影響到地球整個生態循環。大氣中的汙染物有很多種，物理和化學性質都十分複雜，毒性也各不相同。其最主要的危害有呼吸、心血管、神經等系統疾病。一般而言，空氣中的毒素有室內和室外之分，通常以室外為主。

### 1. 一氧化碳的汙染

日常生活中，人類最常接觸到的是二氧化碳，它屬於身體代謝的產物，沒有什麼害處，可怕的是一氧化碳。一氧化碳是空氣中沒有刺激性的有害氣體，無法為感官所察覺，一旦進入人體，就會與血液中的血色素結合，引起呼吸困難、頭暈、心肌缺氧的症狀。任何物體只要燃燒得不完全，就會產生一氧化碳，馬路上汽機車的排氣，都帶有大量的一氧化碳。

### 2. 紫外線的輻射汙染

過度在陽光下曝曬，會對人體造成傷害，尤其是紫外線，能穿透皮膚破壞蛋白質的結構，致使其彈性纖維和膠原纖維萎縮，還會損害細胞中的DNA，造成基因突變，引發皮膚癌。

此外，大氣被放射性的物質汙染，經過陽光的照射，往往會引起人體的慢性疾病。

### 3. 懸浮微粒的汙染

現代工業大量地使用煤和石油，它們燃燒後排入空氣中的有害物質最多，包括降塵、石棉、金屬粉塵、二氧化硫、碳氧化物、氮氧化物和碳氫化物等，還有光化學氧化劑和硫酸霧等大氣二次汙染物，會直接刺激上呼吸道，引起支氣管炎和肺氣腫等呼吸道疾病。

### 4. 微生物的汙染

高樓大廈早已充斥在現代都市中，此類建築一般多屬於密閉式空間，需要使用空調來維持空氣的流通，但是一棟大樓內的中央空調設備，幾乎都處於陰暗、潮濕的角落，也就是最容易孳生細菌和微生物的地方，空調一旦運轉，就會使人與細菌、微生物直接接觸，造成頭暈、頭痛、疲倦的症狀。

### 5. 揮發性有機物的汙染

揮發性有機物有苯、甲苯、乙苯等，常見於石油燃燒、工業廢氣、加油站等地方，室內裝潢等工作也會用到具有揮發性的材料，當它們釋放到空氣中，容易造成眼睛和身體上的不適。

### 6. 多環碳氫化合物的汙染

凡是含有碳氫的有機物，都會因為碳化或者燃燒不完全而產生多環碳氫化合物，如焚燒垃圾、烹飪、汽機車排氣的時候，其中含有多種致癌物質，對人體的染色體造成巨大危害。

### 7. 二手菸的汙染

二手菸是室內汙染的主要來源，是指非吸菸者在密閉空間中，被迫吸入香菸、菸草或雪茄點燃後產生的煙霧。這種煙霧會散發出超過四千種物質，其中至少有四十種會引發癌症，同時在空氣中停留數小時之久，損害人體的呼吸系統。

## ∵居室染毒，令人防不勝防

居室是生活中休息、放鬆的最主要場所，但還是逃不過「空氣汙染」，主要有甲醛、苯、氨、氡和二異氰酸甲苯（ＴＤＩ）等有毒物質。

苯存在於各種塗料和溶劑中，是一種對人體造血系統有特異親和力的毒物，因為它本身具有一種芳香的氣味，所以不容易引起人們的警覺性，但會導致血液中白血球、紅血球和血小板的數量下降，引起貧血和再生障礙性貧血，少數情況還會引發白血病。

二異氰酸甲苯是一種用途廣泛的化工原料，存在於多種塗料、塑膠、絕緣性材料中，雖然低毒性，但接觸過多或時間過長，也容易引起眼、鼻黏膜和咽喉乾痛、咳嗽等刺激症狀。

### 1. 居住空間的毒素

剛剛經過裝修的居住空間中，甲醛的濃度較高，或者是花崗岩材料中有放射性物質，還有物理化學性質各異、危害性高低不一的混合性化學物等。這些有害物質會引起眼、鼻、咽喉的刺激、乾燥，出現咳嗽以及頭痛、記憶力減退、疲乏無力、全身不適等不良反應。

## 2. 日常用品的毒素

**❶空氣清新劑：**空氣清新劑中大多含有苯酚，人吸入後，會產生呼吸困難、頭痛等症狀，並且刺激眼睛，導致皮膚紅腫，引發過敏反應；因此可考慮在室內種植盆栽，或擺放柚子皮等天然方法來清新空氣。

**❷漂白劑：**漂白劑中含有一種叫做次氯酸鈉的化學物質，它有很強的腐蝕性，能夠釋放出具刺激性的有毒氣體，過多接觸容易對頭髮和肺部造成一定的損傷。同時使用漂白劑和氨水產品會發生化學反應，釋放出氯氣。因此，對於一些難以洗淨的汙點，可嘗試用檸檬反覆擦拭。

此外，洗衣液和洗衣粉中含有碳酸鈉和磷酸鹽，後者容易導致人體的過敏反應，因此請在日常生活中儘量少用含磷酸鹽的產品；擦拭玻璃窗的清潔液中含有特殊的氨氣味，會刺激皮膚，造成眼睛和肺的不適，嚴重的還會導致肝臟損傷，可考慮用兩湯匙的醋，混合一千毫升熱水，然後再用布蘸濕後擦玻璃；廁所清潔劑裡，通常內含刺激皮膚、眼睛和呼吸道的萘。大量吸入後，肝臟和腎容易受害，此時也可利用白醋來進行清理。

**❸電器：**電視、電腦和電熱毯，通常都含有溴化阻燃劑。一旦吸入後，不容易排出體外。可用熱水袋代替電熱毯；或把電器搬出臥室，避免在深睡時吸入溴化阻燃劑。

**❹地毯和床單：**人造材料製的地毯，含有不穩定的有機化合物，長期接觸會出現過敏性疾病，因此，應使用天然纖維，如羊毛和棉花製成的地毯；化纖的床單中含有

甲醛，儘量使用百分之百的棉製床單為佳。

❺ **樟腦丸（合成）**：從衣櫃拿出衣服或其他紡織品時，最怕上面有破洞，因為這不是人為，而是衣魚（蠹魚）咬的。因此人們常常利用樟腦丸來驅蟲，它會散發出一種獨特的異味（對二氯苯），讓蟲子不敢靠近，但動物實驗有致癌的可能；同時含有萘，經常接觸會出現噁心、嘔吐和腹瀉等症狀。因此，在使用樟腦丸時，需要把它放入密封的容器中，並且保持室內通風，在重新使用衣物和其他紡織品之前，一定要再清洗一遍。

## ∵ 蚊蟲叮咬，毒素不請自來

夏秋季節是各類蚊蟲活躍和繁殖的時期，被其叮咬皮膚後，會出現紅腫，嚴重的還會引起過敏反應，如噁心、腹瀉、瘙癢、關節腫疼、血管腫脹以及呼吸不暢等。不過，蚊蟲種類不同，感染方式也不一樣，過敏症狀自然有別。

蚊蟲一般生長在陰暗潮濕的地方，常常以糞便等汙穢物為「生活場所」，透過叮咬，就會傳染疾病。特別是在雨季，更是大量繁衍。

蚊蟲唾液中含有外源性蛋白，這種蛋白會引起人體本能的保護機制，從而形成局部發炎，也就是一種過敏反應，所以被蚊蟲叮咬後皮膚容易產生紅腫，這是一次感染。

如果因為癢而抓破皮，就會造成二次感染。

蚊蟲傳播疾病的方式主要有四種。第一種是透過叮咬和刺螫皮膚，在吸人血液的同時，把自身的唾液注入，如蚊子、白蛉、臭蟲、甲蟲、螞蟻，馬蜂、跳蚤、蟎蟲、恙蟲和蜘蛛等；第二種是表面的毒毛刺入皮膚並且釋放毒素，如桑毛蟲和松毛蟲等；第三種是人類把落在皮膚表面的蚊蟲打死，導致其體內的毒素被釋放出來，如隱翅蟲和某些甲蟲等；第四種是寄生在皮膚，如疥蟲等。

被蚊蟲叮咬後，雖然很腫很癢，但千萬不要亂抓亂撓，否則容易造成細菌感染，致使皮膚潰爛。可採取以下幾種方法進行止癢。

❶可用鹼性物質加以緩解，如氨水；也可用香皂蘸水塗抹在紅腫處，通常數分鐘內就能止癢。因為蚊蟲在叮咬的同時會分泌出蟻酸，香皂中高級脂肪酸的鈉鹽可與之發生反應。

❷切一小片蘆薈葉，洗乾淨後掰開，用汁液塗抹在紅腫處，就能夠消腫止癢。

❸用鹽水塗抹或者沖泡被蚊蟲叮咬的地方，能夠使腫塊軟化，還能止癢；如果真的很癢，可先用手指彈一彈，再塗上花露水（中國製的產品有驅蚊止癢的功效）、風油精等。

## ∵水中毒素，幾乎無孔不入

人的體液中七十%都是水，水資源的安全與我們身體的健康息息相關。迄今為止，隨著科技的迅速發展，人們在各種水源中檢測出多達二千二百二十一種有機汙染物，自來水中大約有六十五種，其中致癌物二十種，致突變物五十六種。

那麼飲用水中到底存在哪些毒素呢？

### 1. 病毒

自來水中存在著腸道病毒、肝炎病毒和輪狀病毒等。其中，腸道病毒是最常見的，對於外界環境的抵抗力較強、存活時間也較久；肝炎病毒對一般化學消毒劑的抵抗力強，在乾燥或者冰凍的環境下，能夠生存數月或者數年，但是透過紫外線照射一個小時，或者蒸煮三十分鐘以上就可以消滅；輪狀病毒是引起兒童急性腹瀉的常見病因之一，據研究發現，全球每年患輪狀病毒腸胃炎的兒童超過一．四億，造成數十萬兒童死亡。

一些未經處理的汙水中，出現過的一百多種病毒，都曾經在人體排出的糞便中檢測出來。人類每一克糞便，含有超過一百種以上的病毒，而汙水裡傳染性病毒顆粒的濃度更高。水源中這些毒素是引發疾病的根源，因此想要減少罹病率，不僅僅要注意生活習慣和食物衛生，也要要求相關單位淨化水源，減少生活廢水和工業汙水的排入。

## 2. 氯

為了抑制自來水中的細菌，通常會在處理水的過程中加入氯。這是一種有效的殺菌消毒方式，被世界上超過八十％的水廠使用，也因此，自來水中必須保持一定量的餘氯，才能確保飲用水的安全。但是當氯和有機酸發生反應，就會產生許多致癌的物質，這些物質不僅會散發難聞的氣味，還會對人體產生危害。

氯是一種無機揮發性的化學物質，曾經在第一次世界大戰中被當做毒氣使用，會直接黏結皮膚以及毛髮的蛋白質，破壞其電解質反應。如果用含了氯的水洗頭洗澡，會讓頭髮變得乾澀、斷裂並且分岔，也會使身體肌膚漂白化，導致脫皮以及產生奇癢無比的皮癬過敏症。

氯不僅經過食物的攝取而進入體內，同時也會經過皮膚的吸收而使人發生中毒。具體表現有食慾不振、噁心、腹脹、便祕、肝功能異常，皮膚乾燥、皸裂、丘疹、粉刺、過敏，貧血、動脈硬化、高血壓、心臟疾病，甚至是膀胱癌、肝癌、直腸癌等。

飲用自來水，一定要煮沸，水開了冒出蒸氣，再揭蓋以小火煮沸三分鐘，讓餘氯揮發掉。如果還是擔心，就裝個淨水器吧。

## 3. 長時間沖洗熱水澡

自來水含氯經過加熱，會產生致癌物「三鹵甲烷」，比用喝的、吃的或經由皮膚吸收量，高出六至一〇〇倍，建議洗澡時間控制在十五分鐘內，若超過半小時，就會吸過量。

#### 4. 藻毒素

微囊藻又名藍綠藻，是河流、湖泊、水庫、濕地中常見的一種藻類，如果大量繁殖在作為自來水水源的水庫，對人體健康就有很大的危害性。尤其夏天溫度高、陽光強、枯水期長，微囊藻毒素含量就會大幅升高。這種藻毒素是一種肝臟毒素及腫瘤促進因子，會誘發急性肝炎並致肝癌，要特別小心注意。

## ∵食物毒素，攝入實屬無奈

#### 1. 植物中的天然毒素

全球超過三十萬個已知的植物品種中，至少有兩千種是有毒的，吃野生的菇類、漿果或者其他植物而中毒的案例屢見不鮮。其實，世界上只有幾百種植物能作為蔬菜食用，但是其中仍有部分因為過量或者未經過妥善處理，而對人體造成傷害。

一般來說，植物可食用的部分有子、葉芽、莖部、根部、果實或塊莖，它們也可能是有毒的；例如馬鈴薯中的龍葵鹼，北杏及竹筍中可能含有氰化物的化合物，黃豆、四季豆等豆類中的皂素和血球凝集素。

## 2. 動物中的天然毒素

此類毒素指的是可能在人體新陳代謝後產生的物質，或者是食物鏈中傳遞的化合物。全球目前有一千兩百多種有毒或者有毒腺的動物，大部分不會被人類當做食物，一旦想要食用，就必須小心處理毒腺和毒素。食用陸生動物出現中毒的情況比較少見，但是海洋生物引起的中毒現象則時有所聞。

貝類、甲殼類和魚類，可能會吃進含有毒素的藻類，經過人類食用後，會引發神經中毒，甚至危害生命安全。

食物毒素在體內堆積，為什麼會損害健康？主要原因有以下幾點。

### ❶ 人類遺傳的因素

食物中的成分無害，人體攝取的食用量也正常，但是卻由於遺傳因素的特殊性而引起中毒的症狀。例如有些人先天缺乏乳糖酶，也就是不能把牛乳中的乳糖分解為葡萄糖和半乳糖，所以在飲用牛乳後，容易出現腹脹、腹瀉等乳糖不耐的現象。

### ❷ 食物過敏反應

除了前述的遺傳因素，個人體質的過敏反應，也會引起局部或者全身的不適。各種肉類、魚類、蛋類、蔬菜和水果都可能成為特殊體質的過敏原食物。

### ❸ 過量食用

荔枝富含果糖，攝取後很快就進入血液，此時需靠肝臟的轉化酶來轉化成葡萄糖，才能被身體利用。若貪吃過多荔枝，轉化酶來不及作用，會使胰島素過度釋放，讓血糖值快速下降，甚至形成低血糖，導致人產生頭暈、頭痛、出汗、渾身無力、噁心、嘔吐、冒冷汗、臉色蒼白、脈搏微弱、呼吸不規律等症狀。

### ❹ 食品加工處理的方式不當

食材處理不當，沒有徹底清除其天然毒素，也會引起中毒反應，如河豚、鮮金針菜、發芽的馬鈴薯等。

### ❺ 誤食

某些外形與正常食物相似，卻含有毒素，容易誤食，如芋頭和姑婆芋。

某些毒素只要經過加熱煮熟，或是去除腺體、皮膚以及器官，就能夠破壞或者降至最低，但最好的辨法，還是不要食用來源不明或不知品種的動植物，這樣才能避免毒害上身。

## ∵藥中毒素，必要之惡

俗話說，是藥三分毒。藥本身存在著幾分偏性，中國最早的醫學典籍，對於如何用藥，也有詳細的記載，還把藥分為大毒、常毒、小毒、無毒幾類。而化學藥品是由眾多化學物質製成，因而含有許多毒素是不可避免的。同時不少人認為中藥大多源於天然的動植物，因此純中藥製劑比起化學藥品要安全得多，不會發生藥物的毒副作用，但是濫用或者過度服用的行為，一樣會對人體產生不好的影響。

根據文獻記載，能夠致人死亡的中草藥多達二十餘種，如雷公藤和蜈蚣等，都含有劇毒，所以要謹慎使用；有些藥物經過炮製後，毒性會大幅降低，但如果亂吃或者服食過量，仍會出現中毒的症狀。因此，無論是中藥還是西藥，都應該要遵循醫師的指示服用，切忌自己當醫生。

❶在西醫學中，**抗生素的臨床用量越來越大，種類越來越多，致使身體的耐藥性、抗藥性也越來越強**，治療效果當然降低。也有些藥物治癒了疾病，但是其毒副作用，又引發新的不適。

❷**預防藥物對肝腎造成損害**。肝臟、腎臟是人體分解、代謝和排泄藥物的主要器官。水溶性的藥物，直接經過腎臟由尿液排出體外；而脂溶性的藥物，則需要在肝臟

分解，轉化為水溶性、分子較小的代謝物後，再經腎臟由尿液或者隨膽汁經過腸道排出體外。

正因為肝、腎等器官在藥物代謝過程中擔當「重任」，也就極易受到藥物的侵害。老人、有肝病史的患者、長期酗酒者、兒童、孕婦以及少數特殊體質的人，都是藥物性肝損害的易發人群。

腎功能有缺陷的患者以及老人，應儘量避免使用，或一定要慎用腎毒性較大的藥物。

❸ **避免過量、過頻等濫用藥物的行為**。生活中的小病小痛，人們常常自行服用成藥來應付，但過量、過頻地服用藥物，會導致體內濃度過高，甚至會在腎臟產生結晶、免疫複合物沉積等，從而影響腎的功能，可能導致更嚴重的後果。

❹ **謹遵醫囑**。在服用藥物之前，患者需要把自己的病史、藥物過敏史告訴醫師或者藥劑師，做到醫病之間的配合。在用藥的過程中，如有需要，則須聽從醫囑定期檢查肝、腎的功能，並且觀察原有的疾病特徵是否有變化。

# 三 「毒」在身體裡做了什麼？

## ∵荼毒身體：一旦中毒百病叢生

毒素對人體的危害是巨大的。

### 1. 影響體內氣血的運行

毒素一旦在體內形成，就會阻滯氣的上通下達，妨礙血液的正常運行，從而形成瘀血，出現面色發暗、口唇青紫的症狀，程度較輕的會出現神疲乏力、氣短等現象，嚴重的則會導致血管硬化，引起高血壓、冠心病、高脂血症、腦血栓等多種心腦血管病變。

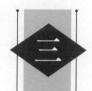

### 2. 影響代謝的平衡

如果大量的毒素滯留在體內，無法正常排出體外，就很有可能導致身體的能量代謝失去平衡，產熱過多，容易生火，同時又會損耗陰津，出現皮膚瘙癢、乾燥，大便乾結，面生痘痘等症狀。

### 3. 影響臟腑的功能

毒素進入體內，會直接破壞臟腑和器官的正常功能，導致全身或局部的病理變化。例如腎有調節全身陰陽的能力，一旦被毒素侵入，則容易造成腎虧，導致陰陽失調，陰虛則火旺，陽虛則生寒。

### 4. 影響臉部的皮膚

體內堆積的毒素能夠作用於視丘、腦下垂體、腎上腺等部位，致使皮質激素分泌增多，導致黑色素沉積，從而產生色斑；而且它還會促使自由基產生，增加臉部皺紋。

### 5. 加速人體的老化

隨著年齡的增長，體內協調陰陽和臟腑的能力會逐漸減弱，在氣血失調、陰陽失衡、臟腑功能失常等因素夾擊下，會加快人體衰老的速度。如果再加上外毒和內毒的雙重施壓，衰老的進程只會更迅速往前。

## ∵茶毒心靈：誘發多種心理疾病

有句俗話：百病毒發。也就是說，無論哪一種毒素，從外界或是內部，都會對人體造成一定的傷害。同時，也會影響心理和精神狀態，結果是思維變得遲鈍，情緒煩躁，神經緊張，憂鬱悄悄接近。

### 1. 誘發憂鬱

憂鬱，指的是長時間的心情低落、情緒不佳、悶悶不樂，甚至是悲觀厭世，如果沒有引導或發洩的出口，也有反覆發作的傾向。

生理、心理與社會環境等諸多方面的因素，參與了憂鬱的發病過程。前述已提及心理因素，而生理則涉及遺傳和神經等方面，其中以神經為主導，也就是說，當毒素阻礙了神經原本的作用，就容易有憂鬱的現象產生。

### 2. 導致情緒緊張

情緒與身體的健康息息相關，中醫說的喜心、怒肝、憂肺、思脾、恐腎、悲膽，就是說明彼此的對應關係。情緒緊張，也就是長時間的焦慮，通常是由脾和肺的作用引起；當毒素導致脾和肺的功能減弱，自然容易造成情緒波動，心情起伏不定。

### 3. 影響精神狀態

毒素透過影響器官和組織的功能，進而影響精神狀態，出現幻覺、妄想、定向障礙等問題。

# 第二章

# 天然排毒，無毒一身輕

# 一 輕食療：吃對喝對，毒素逐漸消退

## 白開水排毒素

白開水沒有味道，極其普通，卻是人們生活中最主要的水分來源，對於調節身體基本的生理機能，有著舉足輕重的作用。

### 1. 白開水的重要性

對於人類而言，水是一種僅次於氧氣的重要物質，人體重量的七十%都是水，兒童體內水的比重更大，高達八十%。根據資料顯示，一個成年人不吃東西，只依靠身體內儲存的營養物質以及組織的消耗，能存活七天；但不喝水，只能存活三天。由此可見，水對於生命有多重要，**只要身體喪失十%的水，健康就會亮起紅燈，喪失二十%的水，生命就會有危險。**

水不僅僅是構成人體的主要成分，而且還有許多不為人知的生理功能，無論是營養物質的消化、吸收、運輸和代謝，或是廢物的排泄，又或是體溫的調節，都離不開水。

水擁有強大的溶解能力，能夠溶解眾多物質，並且使其保持為離子的狀態；水在人體中會直接參與氧化還原反應，促進身體內部各種生理活動和生化反應的進行。如果沒有水，則無法維持基本的呼吸、循環、吸收、消化、排泄等生理活動，新陳代謝也無法正常進行。

水透過運輸功能，將外界的氧氣運送到血液中，同時把體內的廢物和有害物質，透過尿液或糞便排出體外。當外界的溫度高於體內產生的熱時，水透過皮膚的蒸發，及時出汗，幫助皮膚散熱；當外界的溫度低於身體溫度的時候，由於水的比熱較大，能夠發揮調節體溫的作用，保持其恆定。

現在有關水的商品琳瑯滿目，占據超市整排貨架，比如礦泉水、純水、蒸餾水、海洋深層水、鹼離子水、竹炭水……然而，飲用這些水的益處，往往被誇大其詞。根據營養學專家的意見及觀點，任何含糖的飲料或者機能性飲料，都沒有白開水對身體的益處大。

白開水是最基礎、最有效的飲用水。在中醫養生學的觀點裡，白開水屬於中性物質，能夠把體內的陰、寒、濕、毒等有害之物，透過排泄帶出體外。純淨的白開水在進入人體後，能夠立即發揮功能，如調節體溫、輸送養分以及清潔身體內部。科學家研究發現，煮沸後自然冷卻的白開水，最容易穿透細胞膜，可促進新陳代謝，增強免疫能力。長期喝白開水，體內的去氧酶活性變高，肌肉內乳酸堆積減少，身體不容易產生疲勞感。

飲用白開水，能夠刺激腸胃等內臟器官，使其溫度上升，溫暖全身，從而改善血液循環，加快新陳代謝的速度，燃燒多餘脂肪。

飲用白開水，能有效促進循環系統以及淋巴系統的流通，帶走積累在體內的多餘水分，形成尿液，同時，毒素也會隨著尿液排出體外；它還能潤滑腸道，軟化排泄物，解毒養顏。

白開水還有很多功效，也能對抗某些疾病。

❶ **戰勝身體的疲倦感**。現代人時常會感覺身體疲倦，尤其是在夏天，很多時候都感到虛弱無力，甚至昏昏欲睡，真正的原因在於脫水。人的身體對於「渴」的敏感度非常高，一旦缺乏水分，不會立刻出現反應，但是在缺水的情況下未能及時補充，就會呈現疲倦、虛弱的現象。常喝白開水，有助於身體保持充沛的精力和活力。

❷ **緩解偏頭痛**。早晨起床時會感到偏頭痛，是因為大多數人一晚上都沒有補充水分，加上夏天炎熱，大家都選擇開冷氣睡覺，水分容易被帶走，因而缺水引起偏頭痛。因此，早起喝一杯白開水，有助於緩解這個症狀。

❸ **排毒**。人的身體在經過新陳代謝之後，需要有一個強而有力的幫手，協助體內排出毒素，沒有任何糖分的白開水是最好的，也不會增加身體負擔。

**❹緩解便祕**。長期便祕會導致人體的腸內菌叢失調，為了有效緩解，要多喝水幫助腸胃蠕動，排除宿便。

**❺治療感冒**。人在感冒發燒的時候，會有一個自我保護的反應，就是降溫，此時容易有出汗、呼吸急促等代謝加速的表現；這時需要補充大量的水分，促進汗液和尿液的排出，有助於調節體溫。

**❻預防心臟病**。心絞痛與心肌梗塞，大多是血液的黏稠度高所致。當人熟睡的時候，因為出汗，使身體的水分減少，連帶血液的黏稠度也會增加。睡前喝一杯水，能夠降低血液的黏稠度，減少心臟病突發的危險。

**❼抵抗癌症**。白開水可加速腸道蠕動，減少有害物質停留在腸道的時間。研究表明，每天喝四杯水或者四杯水以上，比每天喝二杯水的人，罹患大腸癌的機率減少一半，同時降低膀胱癌、輸尿管腫瘤和乳腺癌的風險。

**❽預防膽結石**。臨床醫學證實，膽結石、腎結石或泌尿道結石的患者，其飲水量比一般人少。為了預防膽結石，每天至少要喝六～八杯水。

**❾預防痛風**。痛風是因體內尿酸增多或排泄減少所引起，容易沉積在關節、腎臟等部位，是一種代謝性疾病。要預防痛風，除了注意合理攝入營養和平衡膳食，也要多喝水，協助尿酸順利排出。

## 2. 白開水的人群宜忌

白開水適合男女老少、各種年齡和階層。

## 3. 如何飲用白開水

❶ 早晨空腹喝一杯白開水，或者在水中加一些蜂蜜抑或是鹽，能夠潤滑腸道，快速加強腸胃蠕動，把身體內的垃圾、毒素清光光。

❷ 餐前喝一杯白開水，可以減輕饑餓感，減少食物的攝取量。

❸ 睡前喝一杯白開水，補充因睡眠等生理活動而減少的水分，也能降低血液黏稠度。

## 4. 喝白開水的注意事項

### ❶ 喝水要適度

每個人每天至少要喝八杯水，水分補充不足會影響身體健康，但是過量也會引起中毒。水占人體重量的六十～七十％，且在體內處於一個相對穩定的狀態。如果飲水過量，血液和組織液就會相互補充稀釋，降低細胞的滲透壓，水就容易滲透入內，使其腫脹而發生水中毒。腦細胞一旦水腫，腦中的壓力就會增高，導致頭昏腦脹、頭痛、嘔吐、乏力、視力模糊、嗜睡、呼吸減慢、心律減速的症狀出現，嚴重的會產生昏迷、抽搐甚至危及生命的現象。

水中毒雖然少見但仍有病例。夏天在大量出汗之後，猛喝白開水而不補充身體流失的鹽分，則會出現肌肉抽搐或者痙攣性頭疼。

### ❷ 不喝生水，喝新鮮白開水

生水含有很多致病細菌和雜質，喝了可是會生病的。白開水經過煮沸，將水中的細菌殺死，除去其中的有害物質，同時又保留了身體必需的礦物質。但白開水倒出後要儘快喝完，放在室溫下越久，越容易不新鮮而孳生細菌。

### ❸ 杜絕開水重複煮沸

有了熱水瓶，就不用開瓦斯常常煮開水，反正水變少就添加，真是方便。但這種一滾再滾的開水，會讓礦物質流失，沒有營養價值；若水中還殘留些許有毒物質，就容易被濃縮，一直留在水中，所以還是勤快點，定期換水。

## 麵包排毒素

麵包，是一種用五穀磨粉後，經發酵製成的食品。主要原料是麵粉，輔以酵母、雞蛋、油脂等，加水調製成麵團，經過發酵、整形、成形、焙烤、冷卻等一系列過程加工而來，主要種類有白吐司、褐色麵包、全麥麵包、黑麥麵包、酸酵麵包和無發酵麵包等。

市場上的麵包多樣，琳琅滿目，多數人在挑選的過程中，考慮的是自身的飲食習慣與喜好口味，對於麵包的種類卻了解不多。

其實麵包也可幫助身體排毒。

### 1. 黑麥麵包

黑麥麵包和全麥麵包一樣，是最為健康的食物之一。其含有豐富的膳食纖維，能夠促進排毒清腸，而且還容易產生飽腹感。由黑麥製成的麵包相對於全麥麵包而言，有低糖、高鈣、富含硒的優點。

### 2. 俄羅斯大列巴

俄羅斯大列巴（「列巴」是俄語中麵包的音譯）的主要成分是麵粉和麥芽糖，其中脂肪含量非常低，且含有豐富的膳食纖維，能促使身體毒素有效地排出。

### 3. 義大利麵包

義大利麵包的做法，僅僅是在麵粉中加入一點鹽和酵母發酵而成，不含有任何的糖分和脂肪，口感上較為清淡，不鹹不甜，有益健康。

### 4. 堅果圈

在麵包中加入大量葵花籽或杏仁片等堅果，提升了膳食纖維、不飽和脂肪酸和礦物質的含量。

特別注意：丹麥麵包的特別之處，在於其中加入了二十～三十%的黃油，有助於形成特殊的層狀結構，經常用來製作牛角麵包、葡萄乾扁包、巧克力酥包等。雖然其口感柔軟，十分美味，但含有很高的熱量和大量飽和脂肪，對於心血管疾病患者非常不利。

在選擇有助於排毒的前提下，吃麵包也要講究。

❶ 如何選麵包？國人選麵包的原則一般是「軟、甜、細」，但**真正健康的麵包應該是「硬、淡、粗」**。

❷ 麵包如何保鮮？一般人都把麵包直接放在冷藏室，但是麵包在冷藏之後容易變乾、變硬、掉渣。眾多資料表明，二十一℃～三十五℃是麵包最適合的保存溫度。

❸ 麵包何時吃最好？麵包最好在二天之內吃完，常溫下只需要把袋口封緊即可。

如果要存放一星期以上，應該放在冷凍庫，想吃時再拿到烤箱烤一下即可。

剛出爐的麵包看上去新鮮誘人，但是經過發酵的東西不能立刻食用。因為上頭充滿二氧化碳，吃進去容易脹氣，造成腸胃不舒服。應該等降溫後再吃，風味較佳。

❹烤麵包有訣竅。麵包烤著吃利於散發香氣，而且表面也會變得酥脆。烤麵包一定要控制好溫度和時間，大約一～二分鐘，表皮微微發黃即可，如果烤到發黑，就不適合再吃了。

## ∵堅果排毒素

現代的女性朋友，為了保持身材苗條，主食吃得少，零食也不碰，生活中少了一些樂趣。有時候，午後無聊，嘴饞，心情糾結又難過，何不試試美味的堅果？它不但能夠排毒，還可減肥瘦身，一舉兩得。

常見的堅果有開心果、大杏仁、南瓜子、腰果、葵花籽、松子、花生和核桃等，雖然體積不大，但是含有豐富的不飽和脂肪酸、亞麻油酸、次亞麻油酸和蛋白質，好處多多。

## 1. 開心果

開心果有非常豐富的油脂和營養（尤其是維生素Ｅ），還被古代波斯國王譽為「仙果」，有增強體質、延緩衰老、潤腸通便的作用。

## 2. 大杏仁

大杏仁，在新疆地區稱為巴旦木。它不是杏，而是屬於桃屬中扁桃亞屬的植物，果實的仁味要超過杏仁和核桃，有一股特殊的甜香氣，長期食用，有助於增強身體的抵抗力和睡眠品質。

## 3. 杏仁

杏仁富含纖維和亞麻油酸、黃酮等多酚類，科學研究證實，這些物質有助於降低血液中的膽固醇，加速血液循環，促進排毒機能的有效運行，同時還含有豐富的油脂，有助於改善便祕。

## 4. 腰果

腰果中二十一％是蛋白質，含油率達到四十％，各種維生素的含量也很高，是一種名貴的乾果，但熱量是比較低的；腰果含有豐富的礦物質和脂溶性維生素，有軟化血管、去除血液雜質的作用，可預防心血管疾病。

## 5. 核桃仁

核桃仁是所有堅果中，不飽和脂肪酸、蛋白質、脂溶性維生素、纖維素等最高的一種。不飽和脂肪酸能夠有效促進脂肪新陳代謝，降低膽固醇在組織和血液中的含量；磷脂成分能夠增加細胞的活性，保護腦神經功能。此外，核桃仁中的鈣、鎂、胡蘿蔔素及多種維生素也有助於緩解便祕。但是，它也是所有堅果中脂肪、熱量最多的，不適合多吃。

## 6. 花生

花生中含有豐富的不飽和脂肪酸，能促進體內膽固醇的代謝和轉化，增強其排泄功能；另有維生素Ｅ、維生素Ｋ和多種礦物質，營養價值絕不少於牛奶、雞蛋或瘦肉。古人稱其吃了延年益壽，故又被稱為「長壽果」。

## 7. 南瓜子

南瓜子特別以優秀的「鋅」含量著稱，它不僅與男性生殖系統相關，其維生素Ｅ與抗氧化物，以及富含的鎂、不飽和脂肪酸、胺基酸等，對心血管也都有不少益處喔！

## 8. 葵花籽

葵花籽含有精胺酸，對預防冠心病、中風，維持血管彈性有一定功效。另有豐富的鉀，對保護心臟功能、預防高血壓頗多裨益。但是，葵花籽的熱量高，肥胖者要少吃。

## 溫馨小提醒

❶儘量食用天然、未經加工過的堅果，這樣它的營養物質較不會流失，也不容易導致發胖。

❷脂肪量較高的堅果，建議作為午後的小零嘴，但一天不要超過十克；核桃每天吃二～三個，儘量在中午十二點之前食用。

❸飯前食用堅果，有助於降低食慾，減少主食的攝取量；晚上不要食用堅果，避免熱量消耗不完全而引起肥胖；堅果的食用時間，一般在早上十一點至下午三點為最佳。

❹堅果每天的食用量要控制，一天一份即足夠（約二十五克），腸胃功能不好的不適合油脂含量高的堅果。

## ∴生薑排毒素

生薑，別名有薑根、百辣雲、勾裝指、因地辛、炎涼小子、鮮生薑、蜜炙薑等，從這些別名中，不難看出它的各種習性特徵。民間也常有關於生薑的諺語，例如「家備小薑，小病不慌」、「夏季常吃薑，益壽保安康」、「冬吃蘿蔔夏吃薑，不勞醫生開藥方」、「四季吃生薑，百病一掃光」以及「早吃三片薑，勝過人參湯」等，在在表明了生薑其具有良好的排毒保健功效。

現在身體有畏寒現象的人越來越多，原因多方面，比如夏天非常炎熱，人們長期待在冷氣房裡，寒氣在體內慢慢累積；冬季的時候，天寒地凍，寒氣侵體；或是念書和工作的壓力過大，缺乏運動；同時，又愛吃涼性、寒性的食物。這些都會導致人的體質越來越虛寒，從而出現許多疾病。

日常飲食中多吃點生薑，便能改善這種現象。人體在進行新陳代謝時，會產生一種有害物質——自由基，這種物質會促使機體出現衰老的跡象，甚至引發癌症。生薑的薑辣素含有一種抗氧化酶，能夠強力對抗自由基。因此，吃些生薑發點汗，自然而然地排出毒素，有助於減少正常皮膚組織損傷。

生薑，性微溫，味辛，含有多種芬芳揮發油，具有強心、健脾胃、祛散寒氣、促進血液循環的作用，除了排毒是強項，還能夠預防、治療各種疾病。

## 1. 治療體質虛寒

立春時節，是體質虛寒的人最難挨的關頭，頭痛、肩膀痠痛、女性痛經、心悸、臉色暗黃等，各種不適症狀都會自動找上門，如果想要改善這種體質，恢復活力，最簡單的辦法莫過於食用生薑。

## 2. 治療痤瘡

每天口服生薑十～二十克，或者用水煎服，可以治療痤瘡。剛開始口服時，症狀可能會加重，但持續吃一兩個月以後，痤瘡會慢慢地消退，皮膚也會變得細膩光滑。

## 3. 預防膽結石

膽結石主要是以膽固醇為主所形成的「石頭」。生薑中含有的生薑酚能夠有效抑制前列腺素合成，不只能夠減少膽固醇的產生，還能把膽固醇排出體外，防止膽結石發生。

生薑浴是一種有效的排毒方式。一般的做法是先將生薑切成薄片，晾曬三～四天，然後加水煎煮至原先水量的一半即可，濾渣取汁，倒入浴缸進行泡澡。生薑含有的營養物質會透過皮膚滲入人體，改善免疫功能，適合各種人群使用。

在進行生薑浴的同時，試著加入一點鮮花和精油，或者透過全身按摩，來達到更好的效果。此外，加入醋和米酒效果也不錯。

生薑浴的水位不要超過胸口，泡五分鐘，休息二分鐘，反覆五次，身體就會大量排汗，每個星期浸泡一次，每次三十分鐘就夠了。

## 溫馨小提醒

不同的生薑，味道和功效也不一樣。根據採收時間以及使用部位的不同，名稱各異。嫩薑，也稱子薑，採收的時間最早，一般適合小炒或者醃漬後直接食用，味道偏香，辣味不重；粉薑比嫩薑老一點，辣度較高，經常用來爆香或煮成甜湯食用；容易在超市買到的是老薑，其生長時間較久，外皮乾皺，皮厚肉堅，辛辣味濃，具有良好的食療價值；薑母則是種植超過一年，用於繁殖的種薑。

薑，一直以藥食俱佳見稱，但也有一些用法和禁忌需要注意。

### ❶ 生薑食用的時間

萬物進食都有時間，古代的醫書上曾經記載：「一年之內，秋不食薑；一日之內，夜不食薑。」在秋天氣候乾燥、燥氣傷肺的季節吃辛辣的生薑，容易對肺部造成傷害，加劇人體失水的情況。此外，生薑性溫味辛，含有豐富的揮發油、薑辣素，能夠加速血液循環，刺激胃液分泌，促進消化。晚上吃薑，容易上火，勞命傷身。

## ❷ 食用生薑的人群宜忌

1. 凡陰虛火旺、目赤內熱的人，或者患有癰腫瘡癤、肺炎、肺膿腫、肺結核、胃潰瘍、膽囊炎、腎盂腎炎、糖尿病、痔瘡的人，都不適合長期食用生薑。

2. 薑性味辛溫，表現為手腳心發熱、皮膚乾燥、心煩易怒、陰虛體質的人，會加重陰虛的症狀。

3. 患有肺熱燥咳、胃熱嘔吐、口臭、痔瘡出血、痛瘡潰爛等內熱較重者不宜食用生薑。

4. 肝炎病人不宜食用生薑。常吃薑容易引起肝火旺，此時若配合山楂茶或者菊花茶，便可以消除生薑引起的燥熱。

## ❸ 食用生薑並非多多益善

夏天天氣炎熱，人們容易產生口乾、煩渴、咽痛、汗多的現象，生薑屬熱性食物，根據「熱者寒之」的食用原則，不宜多吃，建議在做菜或者煮湯時放幾片便可。

## ❹ 勿食用爛薑

腐爛的生薑會產生毒性，讓肝細胞壞死，從而產生致癌物質，誘發肝癌、食道癌等病症。

### ❺ 生薑與酒勿同時食用

中醫認為，長期吃薑，同時配合喝酒，容易在體內形成熱氣，會影響視力，還會加重痔瘡。

## ∵ 蜂蜜排毒素

蜜蜂從一般開花植物的花朵中，採取含水量約八十%的花蜜或花朵的分泌物，存入自己的胃裡，透過體內多種轉化酶的作用，反覆醞釀各種維生素、礦物質和胺基酸於其中，經過一段時間，水分蒸發，成為含水量少於二十%的蜂蜜，貯存到巢洞中，用蜂蠟密封。

蜂蜜為半透明、有光澤，濃稠的淡黃色、橘黃色至黃褐色液體。中醫認為，蜂蜜性平，味甘，對腹痛、乾咳、便祕等有療效。其已被蜜蜂唾液中的酵素，分解為葡萄糖和果糖兩種單糖，所以可被人體直接吸收，而不需要先分解為單糖，所以比蔗糖等得到更快速的利用機會。

### 1. 食用蜂蜜的益處

蜂蜜是一種營養豐富、芳香甜美的天然食品，《本草綱目》中記載，其有清熱、解毒、補中、潤燥以及止痛五大功效。古代醫書也指出，長時間食用蜂蜜，有助於明耳明目，強健身體，具有養陰的作用，適用於虛弱的體質；同時也有助於治療肺部的燥熱，及時補充消耗的肝醣，排出肝臟積累的毒素。

蜂蜜有強大的保健功能，食用蜂蜜有助於排毒。

❶蜂蜜具有良好的抗菌、抗發炎作用，還有維生素可以幫助黏修復膜，因此嘴破時含點蜂蜜，或以蜂蜜水漱口，能改善口腔潰瘍的疼痛，而且蜂蜜本身，就能治療上火及止痛解毒。

❷蜂蜜含有多種維生素和礦物質，食用後能夠迅速補充營養、增強體力，抵抗疾病的侵擾。

❸蜂蜜富含多種植物多酚及其他抗氧化劑，有助於心血管保健。

❹曾經有學者，調查二百名百歲以上的老人，其中有一百四十三人是養蜂人，因為蜂蜜能延年益壽；同時，蜂蜜對肝臟有保護作用，能促使肝細胞再生，抑制脂肪肝的形成，且能潤腸通便。

## 2. 食用蜂蜜的時間

食用蜂蜜既然有這麼多好處，那什麼時間喝蜂蜜水最好呢？

❶早晨食用蜂蜜。每天早晨起床後，在涼開水或者溫開水中加一匙蜂蜜，空腹喝下，可幫助身體快速補充養分，使一整天的學習和工作都具有充足的精神。但是，蜂

蜜有潤腸的作用，本身腸胃不好的人則容易引起腹瀉，要特別注意。

❷午後食用蜂蜜。每天下午二時至四時，正處於午餐和晚餐之間，也正是精神和體力消耗最大，且最疲勞的時候。此時若能喝一杯溫熱的蜂蜜水，既可以使混沌的大腦清醒，又能夠補充能量。

❸睡前食用蜂蜜。中醫裡有一句話：「朝朝鹽水，晚晚蜜湯」，意思是早晨起床要喝一杯淡鹽水，晚上睡覺之前要喝一杯蜂蜜水。因為早上喝淡鹽水，可以稀釋因睡眠而黏稠的血液，且有少許消炎作用，可以潤腸胃通大便（和白開水、蜂蜜水有異曲同工的效果）；晚上喝蜂蜜水則有助於舒緩安眠、美容養顏。

❹飯前食用蜂蜜。研究資料表明，蜂蜜也很適合在飯前一～一．五小時食用，因為它對胃酸的分泌具有重要的影響。胃酸分泌過多或者過少都不好，蜂蜜具有積極的調節作用，可使胃酸的分泌活動正常化，減少食物對胃黏膜的刺激。所以，胃酸過多或者是胃和十二指腸潰瘍的人，最適宜在上述時間喝杯溫蜂蜜水。

❺飯後食用蜂蜜。在進食後，尤其是飽腹之後，胃部的消化功能容易下降，大腸的蠕動變得緩慢，因此飯後喝一杯蜂蜜水，有助於消化吸收。

### 3. 食用蜂蜜的方法

蜂蜜的吃法有很多種，搭配牛奶、麵包、茶、粥類、清湯、豆漿等都可以。

❶水＋蜂蜜。蜂蜜水是一種最簡單、最普遍的飲用方式，除了可吸收蜂蜜的營養

外，又有潤腸通便的功能，建議有便祕或排便不順、想清除體內毒素的人可以多加利用。為了不破壞蜂蜜的成分，最好用四十℃以下的溫開水或者白開水稀釋後再喝。

❷牛奶＋蜂蜜。牛奶中有豐富的鉀元素，而蜂蜜中富含鎂元素。研究表明，鉀有助於緩解情緒，抑制身體的疼痛，防止感染；鎂可幫助具有神經刺激作用的活性物質維持在正常水準。

❸檸檬＋蜂蜜。蜂蜜有排除體內毒素、美容養顏的功效，而檸檬能清腸減肥，兩者結合，排毒效果事半功倍。

❹蜂蜜＋揉搓腹部。每天早晨起床之前，先平臥在床上揉搓腹部，請以肚臍為中心，在肚臍及其左、右、上、下各個部位，逆時針五次，再順時針五次，依次進行揉搓。這些動作大約需半個小時，之後起身，喝一杯蜂蜜水，有助於身體排毒。

❺蜂蜜＋薑。把十克的生薑磨成糊狀，放進玻璃杯中，注入溫開水，然後加一匙蜂蜜，攪拌均勻後飲用，可幫助身體排毒。

❻蜂蜜＋雪梨。做法是將一～二個雪梨，削皮去核切塊，加少許水，用文火隔水燉約一小時，取出等待變涼，然後加入二匙左右的蜂蜜，攪拌均勻後即可食用，可緩解秋天的氣候乾燥，達到潤肺潤燥的功效。

### 4. 食用蜂蜜的人群宜忌

一般人均可食用；適宜生長發育期的兒童，肺燥咳嗽、乾咳無痰的人，身體虛弱者、生病後、產婦便祕時，高血壓、心臟病、肝臟病，神經衰弱、失眠患者食用。

以下人群不建議食用蜂蜜。

❶糖尿病患者。

❷肝硬化患者；因蜂蜜會加重肝臟的纖維化。

❸未滿一歲的嬰兒。蜂蜜在釀造、運輸與儲存過程中，容易受到肉毒桿菌的汙染。未滿一歲的嬰兒由於身體的抵抗力弱，如果吃進肉毒桿菌的孢子，這些孢子就會在他們的腸道中開始繁殖，然後分泌肉毒桿菌素。而多數嬰兒的第一個症狀就是「便祕」，接著可能是食慾不振、眼皮下垂、全身無力等等。所以如果嬰兒有「便祕＋食慾不振」的情形發生，請務必帶給兒科醫師檢查。

雖說在一歲以內的孩子不要餵食蜂蜜，但大部分的案例，是集中在小於六個月的嬰兒身上。目前的說法是認為嬰兒的腸道酸性不夠，同時益生菌叢不足，導致外來的「肉毒桿菌孢子」，比較能在腸道落地生根、大量繁殖並產生毒素。

## 5. 食用蜂蜜的注意事項

❶食用蜂蜜，應該用溫開水或者白開水沖服，不能用沸水沖，更不適合煎煮，以免有效成分被破壞。

❷因為蜂蜜含有對人體有益的酸性物質，所以不適合用保溫杯盛裝。保溫杯內部材料幾乎都是金屬，經常將蜂蜜水倒入存放，容易與金屬發生化學反應，導致蜂蜜變

質。而且保溫杯不易清洗乾淨，長期反覆留有蜂蜜水殘漬，容易使杯中滋生細菌，產生難聞的氣味，不利身體健康。同時，也會縮短其使用壽命。

❸腸胃不好的人勿空腹食用蜂蜜，容易腹瀉。

❹蜂蜜儘量少與大蒜、蔥一起食用。中醫古書《醫宗金鑑》有記載：「蔥蒜皆不可共蜜食。若共食令人利下。」但現代醫學認為，這要視體質而定，除可能拉肚子外，並無大礙，但還是要提醒腸胃欠佳的人注意。

## ∵牛奶排毒素

牛奶，是最古老的天然飲品之一，有「白色血液」的美稱，表明對人體的重要性。其味甘，性微寒，攝入後歸胃、肺、心，具有生津潤腸、強健肺胃的功效，一般多用於久病體虛、氣血不足、營養不良、消渴、便祕的症狀。

### 1. 牛奶排毒法的原理

牛奶中的鉀有助於保持血管暢通，減少大腦中風的危險；酪胺酸能促進血清素的生成，安定神經；而豐富的蛋白質，則是供應人體各器官的需要，加強免疫系統的功能，阻擋內外毒素的夾擊。

牛奶含鈣量多，如果不小心吃進含鉛物質，體內的鈣和鉛會在腸胃道內形成競爭狀態，阻礙、妨礙鉛被吸收。

女性都希望擁有好的容顏，除了補血之外，排毒工作也是不可忽視的一個環節。毒素累積過多，不僅會影響皮膚的狀況，也會不利身體的健康。牛奶排毒是一種節省時間和精力的方法，既為身體補充了足夠的營養，又有排清腸毒的作用。

從營養學的角度來說，牛奶含有豐富的乳糖，除了提供熱量外，能夠增加人體對鈣質的吸收，促進腸中有益菌的生長，保護腸道。

## 2. 牛奶排毒法的人群宜忌

❶老年人、小孩，血壓偏高的人以及嚴重缺鈣的患者適宜飲用牛奶。

❷工作強度高、壓力大的上班族適宜飲用牛奶，有助睡眠。

❸腸胃不好的患者，可將牛奶當做正餐的輔助營養品。

❹預防骨質疏鬆適宜飲用牛奶。鈣質是骨骼及牙齒的主要成分，同時也是促進肌肉收縮、心臟跳動、血液凝固不可或缺的營養素。想要預防骨鬆，可以藉由喝牛奶來補充鈣質，但要提醒的是，不能單靠牛奶，曬太陽和多運動也是必要的，三管齊下才會有更好的效果。

以下人群不適宜飲用牛奶。

❶雖然牛奶有很好的養胃功效，但是有腹瀉、脾虛症、濕症的患者，在日常生活中不適合過量飲用牛奶。

❷牛奶蛋白過敏者。有些人會對牛奶中的蛋白質產生過敏反應，每當接觸到牛奶後（尤以胃腸道最多），身體就會發生不適的症狀。

❸乳糖不耐者不適宜飲用牛奶。有些人的腸道中缺乏乳醣酶，導致無法將攝入的牛奶乳糖，轉化為半乳糖和葡萄糖供小腸吸收利用，而是直接進入大腸，在大腸處理的過程中，會發酵產生氣體，這也就是乳糖不耐的人容易放屁、肚子脹氣或腹痛的原因。另外沒有被消化的成分，會造成大腸內的滲透壓變高、內容物的水分增加，就可能出現腹瀉的症狀。

值得慶幸的是，乳糖耐受性是可以訓練的。即使真的無法消化乳糖，也可以選擇去除乳糖的乳製品。

### 3. 牛奶排毒法的時間

❶飯前三十分鐘喝牛奶。國外曾有研究指出，飯前三十分鐘喝牛奶，然後再吃飯，能有效控制飯後血糖上升。這項研究還發現，如果一邊吃飯一邊喝牛奶，也能降低飯後血糖，但效果不如前者明顯。

❷睡前喝牛奶。根據醫學專家的研究發現，牛奶含有血清素合成的色胺酸，能夠促進睡眠。

### 4. 牛奶排毒法的注意事項

❶ 牛奶不宜久煮，加熱即可。牛奶是富含蛋白質的食物，在高溫的狀態下，容易使蛋白質變性，也破壞了很多維生素，降低其營養價值，所以，只要加溫到六十～七十℃即可飲用。

❷ 牛奶不可與藥物同時服用。某些藥品如果搭配牛奶一起送服，可能因為交互作用降低藥效，因此建議如想飲用牛奶，請與服用藥物間隔二小時較為恰當。再呼籲一次，吃藥配白開水最好。

❸ 牛奶要與茶和咖啡錯開時間飲用。想要從牛奶中攝取鈣質的人，喝牛奶的同時，不要和茶或咖啡共飲，因為高單寧酸的食物，容易阻礙鈣質的吸收。

## 蔬菜排毒素

毒素似乎都是不請自來，只要一轉眼、一瞬間，就通通來報到，如果長期不予理會，就會引發各種疾病。還好，我們有各種解毒的方法，而且簡單方便，非常容易實行。舉個例子，一日三餐必不可少的蔬菜中，就有不少具有解毒的功效。那麼，該吃什麼蔬菜來幫助排毒呢？

## 1. 海帶

海帶是一種味鹹、性寒的食物，有助於化痰、消炎、平喘、排毒、通便。它含有一種叫硫酸多糖的物質，能夠清除附著在血管壁上的膽固醇，並將其排出體外；還有膠質成分（褐藻膠），因含水率高，在腸內能形成凝膠狀物質，阻止人體吸收鉛、鎘等重金屬，促進體內的放射性物質隨同尿液排出體外；最為知名的是富含碘元素，有助兒童腦部發育，預防成人甲狀腺腫大；另外，海帶表面上有一層白色粉末，則是極具醫療價值的甘露醇，具有良好的利尿作用，能夠治療中毒、浮腫等症狀。

海帶是一種理想的排毒蔬菜，涼拌、滷製或做湯都是較為常見的吃法，不過脾胃虛寒者和孕婦不宜多吃。

## 2. 香菇

香菇是一種食用真菌，富含維生素B群、鐵、鉀、維生素D等，味甘，性平，營養豐富。它是高蛋白、低脂肪的優良食材，根據現代醫學和營養學的研究，其內含的多醣體，能夠增強細胞的免疫能力，從而抑制癌細胞的生長。

實驗證明，香菇中含有一種抗病毒的干擾素誘發劑，能夠有效提高人體的抗病能力，預防流行性感冒等病症；同時也有延緩衰老、防癌抗癌、降血壓、降血脂、降膽固醇的顯著功效。經常食用香菇，有助於預防人體，特別是嬰兒因缺乏維生素D而引起的血磷、血鈣代謝障礙導致的佝僂病。

## 3. 黑木耳

黑木耳味甘，性平，是具有排毒解毒、清胃滌腸、和血止血功效的最佳食物。因其生長在潮濕陰涼的環境中，所以被認為能夠消除血液裡的熱毒。現代醫學認為，它是**血管清道夫，因為富含的多醣體可以協助清除血液中的膽固醇和三酸甘油酯。**

正因為黑木耳營養成分多元，又有解便祕、補鈣、補鐵、抗自由基的好處，加上價格便宜，取得容易，讓它博得「植物界黑金」的美名。

黑木耳拿來清炒、涼拌、做湯均可，適合接觸過多粉塵的人群。

## 4. 大蒜

大蒜中所含的蒜素，已被證實有殺菌，延緩凝血、預防心血管疾病，阻止腫瘤增生等功能。如果和肉類搭配食用，能促進其含有的維生素$B_1$被吸收，可消除疲勞、增強免疫力。

大蒜還能排鉛毒，減輕鉛對身體的危害。

## 5. 黃瓜

黃瓜又叫胡瓜，味甘，性涼，具有清熱、解渴、利水、消腫的功效，有助於常見的喉痛、口渴或者痰多等症狀，適用於肺、胃、心、肝及排泄系統狀態不好的人。

黃瓜含有豐富的纖維素，可促進腸道蠕動，預防便祕；還有豐富的維生素C，可幫助美白皮膚，抑制黑色素的形成；鉀則能促進體內廢物和鹽分排除；**最特別的是丙醇二酸，能夠抑制醣類轉變成脂肪**，所以黃瓜被人家視為減肥聖品；其鮮嫩多汁，有利尿作用。

黃瓜適合用來涼拌，如黃瓜涼粉、蒜拌黃瓜等，口感爽脆，讓人忍不住一口接一口；但它偏寒，脾胃虛弱、久病者應該儘量少食用。

## 6. 胡蘿蔔

胡蘿蔔味甘，性涼，具有養血排毒、健脾健胃的功效。可降低血液中汞離子（可能從深海魚中攝入）的濃度，加速體內汞離子的排出；另有琥珀酸鉀鹽，有助於大魚大肉之後，防止膽固醇升高。

## 7. 蘿蔔

蘿蔔味辛，性涼，能清熱生津、消食化滯、順氣化痰，特別適合在容易出現咳嗽和喉嚨不適的冬天食用。其富含能夠分解蛋白質、澱粉、脂質的酵素，所以可讓消化速度更快、更順暢，讓胃部提早排空，減輕腸胃道的負擔。還有辛辣的「異硫氰酸酯」成分，抗菌、抗老、抗癌、抗氧化。

蘿蔔涼拌生食、醃漬、煮湯或曬乾再吃皆可。

### 8. 菠菜

菠菜含有一種類似胰島素的物質，能夠保持血糖穩定，改善糖尿病的症狀；還有槲皮素、葉黃素、類胡蘿蔔素，能增強免疫力，保護心血管；**葉酸尤其豐富，即將當媽媽的孕婦最適合吃。**

吃菠菜前，請先汆燙或加熱去除草酸，不但澀味沒了，口感也更好，涼拌或者小炒均宜。

### 9. 南瓜

南瓜富含果膠，其絕佳的吸附性，能清除體內的毒素和其他有害物質，如重金屬中的鉛、汞和放射性元素，達到解毒的作用。還有豐富的維生素A與$\beta$－胡蘿蔔素，可增強黏膜細胞抵抗力，護眼、護心又抗癌。

蒸鑲老南瓜廣受人們的歡迎。做法是先在鍋內的開水中投入南瓜塊，煮至八成熟，撈起、瀝乾；雞肉泥混合韭菜花粒、薑、鹽、味精、太白粉拌成餡料，擺入南瓜、火腿片，一起蒸八分鐘後拿出；然後燒鍋下油，調入鹽、味精、白糖，淋入熟雞油，澆在蒸好的鑲南瓜上即可。

### 10. 蘆筍

蘆筍味甘，性寒，其所含有的天門冬胺酸有清熱利尿的功效，可以協助排出胺基酸代謝後的有害物質，保護神經系統、消除疲勞。

它含有豐富的水溶性維生素，過度烹飪容易使它們流失，因此適合汆燙後清炒或者涼拌。

### 11. 苦瓜

苦瓜味苦，性平，是一種能夠解毒排毒、養顏美容的食物。它同樣含有類胰島素物質，可以穩定血糖；也含有一種具有明顯抗癌功效的活性蛋白質，可激發體內免疫系統防禦功能，增加免疫細胞活性，清除體內的有害物質。

從中醫的角度來看，苦瓜清熱、退火、解毒，但體質較寒的人吃多容易腹瀉，最好搭配溫性或熱性的食材。

## ∴水果排毒素

排毒是時下最夯的養生代名詞，但很多人不知道，平常的吃吃喝喝，就會讓身體累積許多廢物和毒素。正因為如此，所以需要定期大掃除，市面上可以幫助清除毒素的產品便占據各大媒體版面。吃的、喝的、泡腳的、蒸氣的、按摩的一應俱全，還有大腸水療、咖啡灌腸，真的佩服商人們的腦筋，哪裡有商機就往哪裡去。

「毒素」是什麼？它包括各種對身體健康不利的物質，既有外界環境帶來的，也有自己生產的。中醫認為，體內的濕、熱容易堆積成「毒素」，食物殘渣腐敗後的產物，也是主要來源之一。

盲目追隨一些說得天花亂墜的做法，會不會太過誇張？身邊就有好東西可以利用，不需要捨近求遠，如水果排毒法。

水果含有豐富的糖類、維生素以及多種礦物質，能夠滿足生命活動的基本需求。現代人脂肪過多、血液黏稠，不該有的都有，不該高的都高，利用水果排毒可以在最短的時間內，對身體做一個全面的清潔工作。套句大家耳熟能詳的廣告詞，「好東西要和好朋友分享」，以下就介紹一些有排毒效果的好東西（水果），最重要的是，隔壁超市就可以買到。

### 1. 蘋果

蘋果富含膳食纖維，尤其是可溶性的果膠，能有效清除腸道殘渣，促進腸胃蠕動，是人類排毒的好幫手；還含有維生素A、$B_1$、$B_2$、C、E，蘋果酸、檸檬酸、葡萄糖及多種礦物質，可消除疲勞；鉀則有助於代謝身體內多餘的鹽分，消除浮腫，也有利尿的作用。

## 2. 櫻挑

櫻桃是目前公認，有利於去除人體毒素的最佳水果之一，還有溫和的通便作用。

可選擇果實飽滿又結實、大約二〇〇克的新鮮櫻桃（帶有綠色的梗），清水洗淨後直接食用；也可以去除它的果核，與優酪乳一起放入果汁機，攪打均勻，做成櫻桃優酪乳來喝。

## 3. 草莓

草莓含有豐富的膳食纖維和果膠，能夠加速腸胃的蠕動，排出毒素。由於形如心臟，又有「心形果」之稱，且含有天門冬胺酸，有助消脂、排毒、瘦身。

草莓味酸，但屬於鹼性水果，且富含黃酮類的鞣花酸和花青素，可促進肌膚新陳代謝，改善黑斑。

## 4. 荔枝

荔枝味甘，性溫，是楊貴妃最愛的水果。《本草綱目》記載：荔枝有補脾益肝、生津止呃、消腫痛、鎮咳養心等功效。能改善肝臟的功能，加速毒素排出體外，特別適合經常性熬夜引起的腎虛等症狀。

## 5. 葡萄

葡萄的品種多，顏色也豐富，主要有紅、紫、黑、綠四種。

紫色葡萄含豐富的鐵質，可以保護腦神經，強化免疫功能，也能補血氣。同時，也含有較多的鉀，能幫助降血壓。

紫色和紅色葡萄含花青素，有抗氧化、抗衰老功能。

黑色葡萄則含有這四種之中最多的維生素B1，改善疲勞狀況效果好。

綠色葡萄相較於其他，有最豐富的維生素A，顧眼護眼，還能分泌保護器官的黏液。

葡萄不能一次吃太多，容易上火。

## 6. 山楂

山楂性微溫，味酸甘，主要的功效在於「消食積、化滯瘀」，也就是幫助消除體內蓄積的有害物質，化解臟腑、經絡的阻礙不通；臨床效果還有降血壓和降膽固醇，減少脂肪量的儲存，增加細胞內維生素C的含量。

山楂味道過酸，不適合直接食用，可做成山楂糕、山楂乾等零食或是泡山楂茶飲用。

## 7. 檸檬

檸檬含有豐富的維生素$B_1$、$B_2$及C、以及有機酸、檸檬酸、菸鹼酸、糖類、鈣、磷、鐵等多種營養成分，能改善血液循環，幫助人體排毒，促使全身的循環正常運行。

它還是公認的美容聖品，能減少黑斑、雀斑發生的機率，讓肌膚美白，保持彈性。還可以促進胃裡蛋白分解酶的分泌，增加腸胃蠕動，幫助消化吸收。

把檸檬切成薄薄的一片泡在水中，就是現在最流行的保健飲品檸檬水，但檸檬味酸，胃酸過多的人不宜飲用。

## 8. 葡萄柚

葡萄柚含有類黃酮，是抗氧化的急先鋒；還因熱量偏低、纖維含量非常高，使它成為瘦身一族喜愛的「減肥聖品」，且有個特別之處，是含有「肌醇」，研究指出它可促進三酸甘油酯和膽固醇的代謝。

葡萄柚雖然也屬於味酸的水果，但看在它具有預防癌症、氣喘、流感、心臟病及改善消化問題的能力上，痛快享用吧。

## 9. 鳳梨

鳳梨酵素和木瓜酵素、奇異果酵素，並稱分解蛋白質最有效的三大酵素，以前不能吃多，容易「刮舌頭」，只能靠鳳梨罐頭解饞，現在品種改良後，已像是加了糖的甜味水果。

平時容易被消化不良所擾或是大魚大肉過後，可以吃點鳳梨來解決腹脹的問題；其豐富的纖維質也是腸道的好幫手；有研究指出，它還有抗發炎的功效，是備受期待治療骨關節炎的明日之星。

鳳梨直接吃、打汁、入菜都很美味。

## 10. 香蕉

香蕉是常見又常吃的水果，芳香的味道和綿密的口感，讓人吃了還想再吃。它高鉀低鈉，有益心血管健康，能降低中風的風險；激烈運動後，自由基大量生成並引起發炎，這時來根香蕉，抗氧化之餘還能補充能量，真是神一般的隊友。

香蕉含纖維和果寡糖，有助腸內益菌繁殖，改善菌叢；中醫則認為其味甘，性寒，而性寒能清腸熱，味甘能潤腸通便。

香蕉含豐富的維生素B群及色胺酸，心情不好時吃上一根，會讓人情緒較為穩定，也較易入睡。因為色胺酸是血清素的前驅物，腦內血清素濃度增加，自然能抗憂鬱。

## 11. 火龍果

火龍果常見有白肉及紅肉兩種，營養豐富，含維生素$B_2$、$B_3$、C，纖維、葡萄糖及鐵、鎂、鉀等，具有減肥、降低血糖、潤腸的作用。

特別要指出，紅肉的火龍果是甜菜紅素含量最多的食物，並有抗氧化、消火氣、降血壓及改善便祕等功效。如果有輕微便祕的人，吃一顆就知道。

## ∵冰糖排毒素

糖在日常生活的膳食中，是不可缺少的調味品之一，常用的有粗糖、白糖、冰糖、紅糖等，一般是從甘蔗或甜菜中提煉出來（因它們的濃度夠高）。冰糖是白糖經溶解與多次結晶煉製而成，有白、微黃、淡灰等色，由於它的結晶如冰狀，所以命名為冰糖。

許多人認為冰糖和白糖是一樣的，其實不是，兩者的外表、生產方式不同，功效也不一樣。

粗糖通稱為「赤砂」或「二砂」（二號砂糖），是製糖過程中的初級產品，還帶有些許礦物質和有機物，所以呈現黃褐色，可供食用，也能利用為精煉糖的原料。

粗糖經過精煉、分級，就成為白糖，是目前使用最廣泛的糖類；若將白糖溶化成液體，經由燒製，去除雜質，蒸乾水分，就能結晶而成冰糖。品質好的冰糖，呈現均勻的清白色或黃色，半透明，有結晶體光澤，質地純甜，無明顯的雜質，被廣泛使用於食品或補品。

紅糖和黑糖，只是依甘蔗糖漿配方比例不同，而有所區別。它們沒有經過精煉，純度低，保留了不少礦物質及維生素，常被中藥作為藥引或烘焙業使用於甜點上。

冰糖也是一味中藥，能潤肺止咳，對於肺燥咳嗽、乾咳無痰、咯痰帶血都有很好的治療效果。

冰糖排毒法一般是配合水果來使用較為常見。

### 1. 冰糖＋山楂

山楂三十顆，文火煨黃、煮湯，加入少量的冰糖即可。每次食用一碗，有助於消食開胃，治療口臭和長期失眠。

### 2. 冰糖＋雪梨

雪梨味甘，性微酸、涼，入肺，具有良好的潤肺、清熱和化痰作用。

冰糖雪梨有兩種做法。一種是冰糖燉梨：先把雪梨洗乾淨，去皮，切開其頂部當做蓋子，再挖去中間的核；把冰糖放入雪梨中，蓋上蓋子，置於深碗中，再放進蒸鍋，隔水蒸一個小時，讓雪梨完全軟化。

另一種是冰糖梨水：一般的做法，是把雪梨不去皮洗乾淨，切成小塊；鍋裡的水燒開後，放入切好的梨，再用大火燒開，然後用中火煮二十分鐘，最後放入冰糖，攪拌均勻即可。

冰糖雪梨清熱止渴、滋陰潤肺、養胃生津、消痰降火、潤肺涼心；常用於治療發熱，或者慢性支氣管炎、百日咳、慢性咽喉炎等病症。

### 3. 冰糖＋綠豆

先把三〇〇克綠豆洗乾淨，在清水中浸泡半個小時；於煲鍋中，倒入適量清水，放入綠豆，大火煮沸後改用中火煮至綠豆熟爛，撈走表面的綠豆皮，加入冰糖，繼續用中火煮至冰糖溶化，攪拌均勻即可。

### 4. 冰糖＋檸檬

檸檬一個，洗淨擦乾後在冰箱裡冷凍二個小時取出，然後把它切成薄片，放入保鮮盒中，再放進冰箱的冷凍庫。食用的時候，加入放有冰糖的白開水或者溫開水即可。切記不能使用過熱的水，因為容易損失檸檬的香味和營養價值。

冰糖排毒法一般適用於各類人群，老少皆宜。

冰糖本身沒有任何害處，但還是不宜過量食用，高血壓、動脈硬化、冠心病患者以及孕婦、兒童應該少量食用；糖尿病、高血糖患者必須忌食。

## ∵食醋排毒素

人的一日三餐會攝取各種不同的食物，在補充身體必需營養的同時，也會吃進或產生許多莫名其妙的毒素，為了維持健康，防止疑難雜症搶著出籠，排毒便成了生活中刻不容緩的功課。

### 1. 食醋排毒法的原理

《本草綱目》記載：「醋能消腫、散水氣、殺邪毒、理諸藥。」醋中含有多種胺基酸和有機酸，對人體非常有益，同時也是每個家庭的廚房中，必不可少的調味料。

夏季時，食物容易遭到微生物汙染而酸敗，甚至發生食物中毒的現象，這時候，就可以在料理時加點醋來殺菌，延長保存時間；它的味道雖然是酸的，卻是不折不扣的鹼性食物，具有抗氧化的功能，可達到排毒養顏的效果。

醋也能刺激胃酸分泌，健脾開胃，使人食慾大增；同時，醋中的醋酸可以加快胃排空的速度，或增加組織對葡萄糖的攝取，而達到降低血糖的目的，這在老鼠實驗和人體實驗都已經獲得證實。

醫學研究發現，醋亦可降低膽固醇、調節血壓來促進心血管的健康。

❶ **食醋有助於清腸排毒**。食醋中豐富的醋酸，不僅能夠抑制細菌的快速繁殖，還能夠將其殺死，迅速清除腸胃有毒物質；食醋與大蒜配合使用（醋泡大蒜），能強身

健體、預防感冒、增強抵抗力。

❷**食醋有助於治療便祕。**醋裡含有二氧化碳，在消化過程中會變成氣體，刺激腸胃蠕動、幫助排便順暢。

❸**食醋有助於提高肝臟的排毒功能。**肝臟是人體最主要的排毒器官，飲用食醋能夠有效排出血液裡的老舊廢物，淨化血液，消除脂肪肝（從脂肪肝惡化至重症，一定會經歷血液變黏稠的過程），保護肝臟。

## 2. 食醋排毒的飲用時間

根據個人體質以及生活、飲食習慣的不同，喝醋的時間可以有所調整，而且不同時間喝，效果也各異。

❶早餐後飲用食醋。對於感冒的患者來說，早餐後飲用食醋，有助於抵抗身體的寒冷，尤其是在冬天，可以選擇溫醋飲，減少對胃部的刺激，提高醋的殺菌效果。

❷下午飲用食醋。在長時間的學習和工作，或者經歷了劇烈運動後，人會感覺特別疲憊，這時候喝上一小杯食醋，能夠促進身體的新陳代謝，消除疲勞。

❸臨睡前飲用食醋。夜晚通常是人體油脂分泌最旺盛的時刻，這也是皮膚細胞容易衰老的主要因素。因為在夜間，人的皮膚處於一個pH值失衡的狀態，導致血液的循環不順暢，往往出現緊繃的情況。

臨睡前喝一些食醋有助於緩解這種情況，因其含有的有機酸、甘油和醛類等，有助於平衡皮膚的pH值，並控制油脂的分泌，加快血液循環，有利清除體內沉積已久的廢物。

### 3. 適合排毒的食醋種類

❶ 食醋分為化學合成醋、混和醋和釀造醋三類。合成醋亦稱醋精，是以冰醋酸為原料，再添加香料、色素進行人工合成，酸味大，刺激性強烈，沒有營養價值；而混合醋，就是把釀造醋和化學合成醋依適當比例混合而成；釀造醋則是以穀類、麥、水果、草本植物等，透過微生物發酵釀製而成，工序繁瑣多重，味道香醇。其營養成分包含胺基酸、有機酸、無機鹽及醇類等，具有促進人體新陳代謝、去除累積毒素的功效。前兩種的品質當然也比不上釀造醋。

❷ 果醋——食醋的完美替代品。當你有渾身乏力、食慾不振、免疫力下降等等問題時，「吃醋」都能搞定，由於食醋一般都用於做菜，因此果醋就成為一種健康飲品應運而生。

果醋含有豐富的維生素和胺基酸，可有效提高免疫力；其酸性物質能溶解食物中的鈣，加強人體對鈣、磷等營養物質的吸收；還含有豐富的維生素C，它是一種強大的抗氧化劑，具有防止細胞癌變和延緩細胞衰老的功效；另外，果醋中的醋酸，還能夠增加胃腸蠕動的速度，促進消化液的分泌。

喝醋之後，要記得喝點開水漱漱口，因為醋酸會傷害牙齒琺瑯質，所以不要讓它停留在口腔過久的時間。有些果醋含糖分較多，容易讓血糖上升，糖尿病患者要自己衡量。正在服用西藥的患者不適合飲用果醋，因為部分藥物會與醋產生酸鹼中和的現象，從而導致藥效無法發揮。

❸老醋花生。老醋又稱為陳醋，以山西釀造出產者最為有名，所以這道菜也是山西人愛吃的涼拌小菜。雖然花生含有人體所需要的不飽和脂肪酸，但熱量高、有油膩感，而食醋中所含的有機酸恰好是解膩又生香的。

老醋花生有清熱、活血的功效，可保護血管壁、阻止血栓形成。做法是把花生（生熟皆可）放到密封的罐子裡，再倒入陳醋，醋要沒過花生，上蓋密封放置陰涼處七至十天就可以吃。需要特別注意的是，不可多吃，一天最多十幾粒，吃完一定要及時漱口，否則不利於牙齒健康。

## 4. 食醋排毒法的注意事項

現今生活中，越來越多的人將「醋」當做保健飲品。但醋並非人人都適合，要有科學合理的方法飲用，才能達到預期的效果。

❶食醋的用量。成年人每天可以飲食醋二〇～四〇毫升，即便是米醋，最多也不可超過一五〇毫升。老年人或者兒童以及各種疾病的患者，可依據自己的體質情況減少分量。剛開始飲用的人應該少量試服，如果依然感到不適，則要立即停服。

食醋飲用要適量，不要急於求成。

❷食醋的飲用方式。喜歡並且習慣的人可直接飲用，喝完記得用溫開水漱口；怕酸的人可用二～三倍的溫開水稀釋後再喝，也可選擇加入適量的蜂蜜。同樣的，也要及時漱口，以免損害牙齒。

❸不適宜飲用食醋的人群。患有胃潰瘍，且胃酸分泌過多的病人，要避免飲用。因過量的食醋，會刺激胃部，使潰瘍情形加重。

正在服用「解表發汗」中藥的患者不適宜飲用食醋，因為醋有收斂之性，會促進人體汗孔收縮，還會破壞中藥的有效成分，干擾其發汗解表作用。

對醋過敏者及低血壓者不適宜飲用食醋。食醋過敏則會導致皮疹、瘙癢、水腫、哮喘等症狀；低血壓者飲用食醋，則會出現頭痛、全身無力等現象。

❹食醋的保存方法。如果發現食醋發酵，出現泡沫、腐敗變味等情況時，應立即停止飲用。最好的保存方法，即是將食醋放入冰箱內冷藏，以免變質。

## ∵喝茶排毒素

毒素的來源，大多與不良的飲食習慣，或不規律的生活作息有關，接觸到外界的化學物質也是重要原因之一。想要輕鬆有效排除毒素，當然要從自身做起，飲食、運動、睡眠等眉眉角角，都是需要努力的方向。

喝茶除了補充水分、品嘗其特有的清香甘甜外，排毒也是非常重要的一環，還可怡情養性，放慢生活步調。

## 1. 喝茶排毒法的功效

茶的主要成分包括茶多酚（如兒茶素、黃酮類物質）、咖啡因、茶多糖、茶黃素、茶紅素、維生素、纖維素、蛋白質、碳水化合物和礦物質等。其起源已不可考，但陸羽《茶經》曾記載：「茶之為飲，發乎神農氏」，《神農百草經》亦云：「神農嘗百草，日遇七十二毒，得茶而解之。」（隋代之前多用「茶」字，隋、唐則是「茶」「茶」並用，宋代以後則多用「茶」字）話雖如此，仍無法辨其真偽，可是這不重要，喝茶已是中國源遠流長的一種飲食文化，從古至今盛行不衰。

❶ **喝茶有助於抑制和抵抗害菌**。茶多酚對於體內的病原菌，有非常明顯的抑制作用，最新研究發現，它可以幫助消除綠膿桿菌的抗藥性，恢復抗生素的活性。

❷ **喝茶有助於降低脂肪，幫助消化**。不可一日無茶，主要是因為茶多酚可以有效降低體脂和膽固醇；咖啡因還能延緩胃排空的時間、增加新陳代謝、促進脂解作用。有這麼多好處，想要瘦身減肥的朋友，怎麼能不愛喝茶呢？

❸ **喝茶有助於排毒養顏**。茶中含有多種抗氧化物質，對於消除自由基有一定的效果，也能阻擋紫外線的侵害，抑制黑色素的形成。

❹ **喝茶有助於延緩衰老**。茶多酚具有強大的抗氧化性和生理活性，可清除自由

基、抗突變、降三高、殺菌滅菌，對健康大有裨益。

❺喝茶有助於利尿。咖啡因會提高腎臟的濾出率，也減少其回收率，因而有利尿效果，這樣就能減少有害物質在腎臟的滯留時間。

❻喝茶有助於防癌抗癌。前述已提及，茶多酚是很強的抗氧化劑，除了一舉殲滅人體內的自由基外，另有預防致突變性和基因毒性的功能，亦即抑制腫瘤發生與生長。

❼喝茶有助於防治心血管疾病。茶多酚可以降低血液中膽固醇和三酸甘油酯的含量，減少它們沉積在血管壁的機會，具有預防動脈硬化、降低心血管疾病的作用。

## 2. 各類茶種排毒法

綠茶是沒有經過發酵的茶，含有的兒茶素最多，咖啡因最少；部分發酵茶如包種茶和烏龍茶，兒茶素含量次之；紅茶之類的全發酵茶，兒茶素最少，但咖啡因最多。它們各有長處，想喝的人可參考看看。

就目前的研究結果來看，綠茶的養生保健效果較好，可預防與對抗胃癌、胰臟癌、攝護腺癌、膀胱癌等多種癌症。臨床調查也顯示，每天喝兩杯綠茶以上的人，比每周喝不到三杯的人，發生識別功能障礙等老年失智症的傾向要小得多。

烏龍茶去油解膩，因為它有分解三酸甘油酯和抑制膽固醇的作用。國外一項研究也發現，長期喝烏龍茶可以防治老人聽力退化。另外，烏龍茶的萃取物，能對乳癌細胞發揮抑制生長功能，並導致癌細胞的ＤＮＡ凋亡。

還有一份研究報告指出，一杯紅茶竟然含有六顆蘋果的抗氧化成分，每天喝四杯紅茶的人，發生腦血栓及腦血管阻塞的機率，降低了二十一％左右。尤其紅茶的單寧酸特別多，所以降膽固醇和血糖的功效卓著。但要切記一點，不能加糖和奶精。

## 3. 喝茶排毒法的適用人群

喝茶排毒法不僅簡單，而且很有效果。但是不同的人群，茶的類別選擇和排毒方式也不一樣。

❶上班族。上班族經常背負著繁重的工作量，以及一成不變的工作內容，雖說是朝九晚五，但還是常常加班，一下班回到家，不是喊累就是說頭疼。

綠茶具有強效的抗氧化劑和維生素C，不但能夠清除體內的自由基，而且能舒緩緊張的情緒。其中所含的少量咖啡因，也可刺激中樞神經，振奮精神，提高工作效率，因此，在上午的時候適宜飲用綠茶。

菊花茶清肝明目，可有效緩解眼睛的乾澀，加入蜂蜜或是枸杞，抵抗疲勞的效果絕佳，所以，在下午的時候可以來杯菊花茶。

決明子茶清熱、明目、補腦髓、益筋骨，能促進睡眠，適合在晚間飲用。

❷應酬者。下班還要應酬的人，通常是菸酒不離身，應付完這攤還要趕別攤，肚子沒吃飽不說，酒倒是喝得很多，菸也一樣。白菊花茶可保護肝臟，解酒排毒；羅漢果茶有助於清咽利喉，清除尼古丁對於口腔和咽喉的傷害。

❸長期使用電腦者。電腦有很強的輻射作用，容易造成眼睛疲勞。一般而言，綠茶和枸杞茶可抗輻射作用，防止乾眼症。

❹高血脂、高血壓、高血糖患者。綠茶、青茶（烏龍茶、包種茶）、紅茶等都含有茶多酚成分，只是多寡的區別而已，所以皆有降三高的功效，同時這類人群也適宜飲用菊花茶、普洱茶等。

## 4. 喝茶排毒法的適宜時間

茶作為生活中一種常見的飲品，解渴又養生。但喝茶的時間、方式不對，不僅發揮不了保健作用，還會導致胃寒腹瀉、失眠等病症產生。

❶早上喝紅茶。吃過早餐再飲用紅茶比較好，因為紅茶含較多的咖啡因，空腹喝會導致心慌、尿頻等不良反應。時間久了，還會影響人體吸收維生素B群。

❷人體在中午時分肝火旺盛，下午三點左右喝一杯青茶或綠茶，可以清肝膽熱，化解肝臟毒素。

❸很多人晚上不敢喝茶，因為怕太興奮睡不著覺，影響睡眠品質。其實，用完晚餐後一～二個小時，可以喝一杯黑茶促進消化，更可提升人體修補和恢復免疫系統的功能。

## 5. 喝茶排毒法的禁忌

喝茶的歷史文化悠久，但還是有禁忌的，如果壞習慣不改，會影響身體健康。

### ❶ 不適宜喝茶的人群

正值經期的女性不適宜喝茶。月經來時，女性會流失比較多的鐵質，臨床上建議應該適時補充含鐵質豐富的紅肉、肝臟、蛋黃等，但茶中的單寧酸會干擾鐵質吸收，因此行經期間要少喝茶。同時，也要避免咖啡因的攝取，才不會增加焦躁和不安，加重痛經的症狀。

消化性潰瘍患者不適宜喝茶。茶中的咖啡因會促進胃酸分泌，使胃酸濃度增加，抵消藥物治療潰瘍的效果。

正在服藥的患者不適宜喝茶。茶中的咖啡因，會興奮、刺激人體交感神經，因此非常容易和藥物產生交互作用，或增強或失效，使用藥的風險提升。

### ❷ 泡茶的方式有誤

茶的沖泡時間不宜過久。茶的沖泡時間過長，等於是將茶葉中的單寧酸、兒茶素、咖啡因等物質濃縮好幾倍，這些物質對一些體質特殊的人來說，可能會產生心悸的情況，而且，它們都含有鉀離子，腎臟代謝功能不好的人要注意。

茶的沖泡次數不宜過多。根據有關單位的測試指出，第一遍沖泡的茶，會析出有效成分八十～九十％，第二遍之後就開始遞減。因此，茶葉一般在沖泡三至四次以後，就要換新的了。

### ❸ 喝茶的方式有誤

忌空腹飲茶。自古有「不飲空心茶」之說，「空心」即「空腹」，空腹飲茶，茶性入肺腑，會冷脾胃，導致胃液被稀釋，降低胃的消化功能。

忌飲燙茶。過燙的茶對於人的咽喉、食道和胃具有較強的刺激性。長期飲用燙茶，容易引起這些器官的病變。

忌飲冷茶。《本草求真》：「茶但熱服則宜，冷服聚痰」。中醫認為，溫茶和熱茶具有使人神思爽暢、耳聰目明的作用，而冷茶對於人的身體有滯寒、聚痰的副作用。

忌飲冰茶。炎熱的夏天喝一杯冰茶，清涼消暑又解渴，不過，仍然要節制，因為喝多了對腸胃道刺激太大，會影響消化功能。再者，茶本身性質微寒，又再冰飲，對體質虛寒的人雙重不利。

### ❹ 喝茶的時間有誤

飯前不宜喝茶。飯前飲茶容易稀釋胃酸，妨礙消化吸收。

飯後不宜馬上喝茶。飯後立即飲茶，食物卻還在胃裡，一樣會消化不良。另外，茶中所含有的茶鹼和單寧酸，會造成蛋白質變性，抑制胃液的分泌，但適當的變性是可以接受的，過度的變性就不容易消化了。正確的喝茶時間，應該是在飯後一小時再飲用。

不宜太晚喝茶。如果所喝的茶，量不會過多，大約在二到三個小時之後，咖啡因的作用就會消失，換句話說，如果在睡前一個鐘頭內才喝茶，對於咖啡因耐受度不高的人來說，就有可能會影響到睡眠。

## 二 輕調理：習慣好，毒素自然少

### 睡眠排毒素

經濟的迅速發展，導致現代人必須犧牲應該休息的時候，才能跟得上腳步。許多白領階級為了工作上求表現，不惜完全忽略自己的睡眠時間，經常選擇在辦公室加班，熬夜到凌晨一兩點；或是對3C產品愛不釋手，每天都要追劇、看電影、玩遊戲到深夜，睡覺對他們來說，簡直是浪費；還有的人根本是夜貓子，不是開夜車讀書，而是唱歌、喝酒、玩樂到天亮。

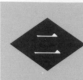

睡眠與身體健康息息相關。長期缺乏充足的睡眠，不僅會造成精神疲勞，導致學習能力低下，工作效率降低，判斷力失準，甚至會影響身體整個循環運作，導致無法收拾的後遺症。

即使藥物和保健食品能夠幫助人體排毒，維持健康，但都是治標不治本。還是要靠優質的睡眠和良好的飲食習慣，才能扭轉乾坤。傳統養生方式也常說「三分調，七分養」，「藥補不如食補，食補不如睡補」。那麼，睡眠到底對於人有什麼作用呢？

曾經有科學家對小白鼠做過實驗，分別在其清醒和睡眠的時候，在大腦中注入一些小分子螢光染料，以此來觀察腦脊隨液在腦內流動的情況。研究結果赫然發現，螢光染料在小白鼠睡覺的時候，比清醒的時候分布的還要廣泛，也就是說，在睡覺時，腦脊隨液更容易在大腦中流動。

更進一步的研究表明，睡覺期間的大腦，其細胞間隙比清醒時大，意即此時的腦脊隨液，更容易進入大腦內，與組織間液進行物質交換。毫不誇張地說，睡覺時就像是大腦用腦脊隨液洗了一個澡，把內部積累的垃圾和毒素全部清除掉。

睡著了是一個真正「排毒」的時期，身體新陳代謝和排毒的功能，大多是在熟睡的過程中進行的，因而睡得好、睡得熟有利於鞏固記憶、調節各器官組織平衡，恢復活力。

人類有自身的生理時鐘，在指導各個器官的排毒過程。它們運作的時間不同，效果也不一樣，但大多是在深層睡眠的情況下進行的。

### 1. 晚上九時至十一時，是「免疫系統」的排毒時間

免疫系統主要是藉助血液和淋巴循環，消滅外界入侵的微生物及其產物等，監視並且清除體內無用或有害細胞，包括被病毒感染、癌變以及衰老或損傷的細胞。當人處於睡眠時期，體內有兩種淋巴細胞的數量明顯上升，同時會產生一種睡眠因數，能

夠有效地促進體內白血球增多，抵抗進而殺死侵入身體的細菌和病毒。

一旦進入免疫系統的排毒時間，人就應該儘量保持安靜，比較適合看書或者聽音樂放鬆身心，這樣不僅能順利完成淋巴排毒，也為其他器官的排毒運作奠定良好的基礎。

### 2. 晚間十一時至凌晨一時，是「膽」的排毒時間

膽的主要功能為貯存和排泄膽汁，而膽汁是一種極為重要的體液，由肝臟分泌製造而成，不但參與脂肪和脂溶性維生素的消化吸收，還是體內眾多代謝產物的排泄途徑。膽汁的主要成分是水，其他還有膽鹽、膽紅素、膽固醇、氯化鈉、碳酸氫鈉、鈣等。

在膽活動最旺的時段，必須處於熟睡狀態，它的排毒功能才能有效進行。

### 3. 凌晨一時至三時，是「肝臟」的排毒時間

人稱肝臟是沉默的器官，也是最大的垃圾處理場，每天無怨無悔、夜以繼日地為身體「解毒」。當工作疲勞或者壓力過大，而影響到肝臟的排毒能力時，會導致毒素滯留在體內，直接影響健康；肝臟的毒素一多，人會產生明顯的不良情緒，出現偏頭痛、長痘痘的情形。

肝臟的排毒，必須在熟睡中進行才有高效。平時，應多攝取高纖維、富含維生素B群的食物，少吃補品、藥物或者保健食品，才能減輕肝臟的負擔。

**4. 凌晨三時至五時，是「肺」的排毒時間。**

人一般都是透過口鼻呼吸，從自然界吸入新鮮的氧氣，再呼出體內的二氧化碳。肝利用氧氣淨化出新鮮血液提供給肺，再透過肺送給全身的細胞。肺還有調節水分在人體內運行的功能，可有效促進血液的新陳代謝。

這個時段也是咳嗽患者病情最劇烈的時期，主要是因為肺部滯留毒素引起呼吸不暢所致。

**5. 上午五時至七時，是「大腸」的排毒時間。**

大腸的主要功能，是吸收營養，再來是把廢物排出體外。如果來不及清除這些垃圾，就會在其內腐敗、發酵，甚至產生毒素，屆時大腸又會反覆吸收毒素，重新融入血液，再帶到血液循環系統中，這可是非常嚴重的事情，代表全身都充斥有毒物質。

此時是大腸經最旺的時段，最好能養成排便的習慣，儘速將體內的髒東西運出去。

**6. 上午七時至九時，是「小腸」大量吸收營養的時段。**

這個時候，應該吃早餐，且最好在七點半之前吃完，即使拖到九點或十點，也比不吃早餐要好得多。

器官的排毒時間主要集中在晚上，也正是睡眠的最佳時段，看到這裡，你還能對熬夜晚睡無動於衷嗎？但在晚上就寢前，還是不厭其煩叮嚀幾件事。

❶**晚飯不宜吃得過飽**。吃太飽會加重脾和胃的負擔，擾動它們的陽氣，從而影響睡眠品質；因此只需七分飽，並且吃得儘量清淡。

❷**睡前不宜劇烈運動**。劇烈運動會引起心跳加速、氣急，使全身處於一個緊張狀態，不利於睡眠。如果晚上想要運動，最好在睡覺前一小時結束，而且運動時間不宜過長，運動量不宜過大，建議選擇散步、打太極拳即可。

❸**睡前洗個舒適的熱水澡，並做深層的面部肌膚清潔**。浸泡在熱水裡，能夠使全身血管擴張，減少內臟器官和腦部的血流，這時，大腦會產生疲倦的感覺，更有助於睡眠；另外，睡前一定要徹底清潔臉部，讓肌膚乾淨濕潤水噹噹。

❹**睡眠的姿勢要正確，品質才能提高**。

## ∵出汗排毒素

冷氣或空調系統，已經是各大公司行號和家庭的基本配備。在幫人類帶來清涼快意的同時，也漸漸剝奪我們出汗的機會。

汗液約九十八～九十九％是水，其餘物質為氯化鈉、尿素、氨和其他鹽類。主要作用有三：**一為散熱降溫；二為濕潤皮膚、軟化角質、抑制細菌；三為排出體內的廢**

物。

當人處於一個閉汗的狀態，也就是不出汗，或者低於基本出汗量時，身體內的多數代謝廢物，包括眾多有害物質，會無法及時排出，長期下來，就會增加肺部、腸道和淋巴系統等排毒管道的工作負擔，成為重大疾病的直接誘因。

出汗排毒分為主動和被動兩種形式。被動主要是桑拿浴或蒸汽浴，或是心生恐懼、身體虛弱而引起的出汗，排毒的效果一般；而主動則是透過中高強度的運動或勞力付出，使身體排出汗液，當然，許多有害物質也會跟著出來。

「出汗排毒」已漸漸成為現代社會一個時尚的詞彙，方式也日益增多。專家指出，想要出汗排毒，首選跑步。跑步能夠讓身體迅速發熱流汗，有害毒素（如乳酸、尿素、氨）等自然隨著汗液源源不斷冒出來，以運動為主的出汗排毒方式不僅效果絕佳，還可訓練心肺，振奮精神，好處多到說不完。

出汗排毒還是有需要特別注意的事項。

1. **運動要適量，出汗要有度**。不同年齡階段的人，應該選擇不同的運動方式，長跑、打籃球等劇烈運動，適合身強體健、充滿活力的年輕人；而老年人則可選擇散步、打拳來滿足身體的運動需求。不過，無論年齡大小，每個人每周至少要運動三次或以上，每次三十分鐘。

2. **出汗運動的時間要挑選**。安排在下午或者傍晚的前後是最為理想的，此時肌肉的承受能力，較一天中的其他時間要高出五十%左右，這也是強身健體的最好時機。

同時，這個時段的室外溫度較高，人的體溫也相對上升一些，容易在運動中產生興奮感，心跳頻率和血壓上升。在充分熱身的前提下，二十分鐘是快速消耗能量，脂肪剛剛開始準備燃燒的時候，如果這時突然停止運動，就沒有達到充分出汗的目的。因此，運動的時間至少要三十分鐘左右。

需要特別注意的是，飯後直接運動會妨礙食物的消化，長期如此，容易發生腸胃系統的毛病，影響健康。因此，出汗運動時間應該安排在吃完飯半小時之後。由於汗液中含有較多的氯化鈉和鈣，為了防止出汗後出現低血鈣的現象，應該多補充淡鹽水和含鈣食品，如牛奶、乳製品、魚類、海藻、蔬菜等。

3. **出汗運動需要循序漸進**。不要一開始就把目標設定在跑完五千公尺，先試著全程快走，適應之後進行快走二千公尺與跑步三千公尺的交替運動，然後改變快走與跑步的比例，逐漸過渡到慢跑五千公尺。這樣身體會逐漸接受運動的強度，避免運動傷害。

4. **運動前需要熱身，運動後需要緩和**。熱身的目的在於讓體溫升高，加快心跳，加速血液循環。人體在開始運動時，會反射性地引起肌肉和血管的收縮，韌帶彈性隨之降低，關節的活動幅度相應減小，因此在任何運動之前，都要充分做好準備，才不會受傷。

運動完後不要立即坐下，先做五~十分鐘的放鬆動作，來減輕肌肉緊繃的程度，降低體溫，緩和心跳。運動前後記得補充水分，另外，運動後應攝取一份均衡營養的輕食，而碳水化合物和蛋白質是最好的搭配，前者能恢復維持體力的肝醣，後者則能修補因運動受到破壞的肌肉組織。

**5. 出汗運動時要防止感冒**。任何運動都需要保持身體溫度，所以外出活動時，應該多帶一件衣服，出汗後立即把汗液擦乾，然後添加衣服維持身體溫暖。

在此，特別介紹一種有效的排毒方式——瑜伽。

瑜伽是一種適合現代人生理和精神的排毒方式。長期練習瑜伽的人，不但能夠使身體的各項機能得到強化，而且心態也能保持非常健康。那麼，瑜伽到底是如何促進身體排毒的呢？

❶透過呼吸。平常的時候，人的呼吸是比較淺的，一般都只能使肺的上部或者中部得到氧氣，而底部卻完全沒有得到氣體交換和運動。瑜伽注重緩慢而深長的呼吸方式，能夠使肺的底部也充滿氧氣，將多餘的二氧化碳排出體外。

❷瑜伽透過推、拉、扭、轉、伸、展等各種姿勢，按摩體內的器官，充分調節內分泌系統，促進新陳代謝功能，加強腸胃的蠕動能力。

❸練習瑜伽能夠加速人體的血液循環，促進脂肪的快速分解。

❹練習瑜伽能夠緩解緊張的情緒，減少壓力的刺激，消除心理的障礙，重新打造一個良好的身心狀態。

## 洗澡排毒素

大多數人都認為，洗澡是一件簡單、平常的事情，幾乎天天在進行。然而，卻沒有察覺到，洗澡不僅僅能洗去汙垢，維持身體的清潔，還能夠消除一天的疲憊，舒緩僵硬的肌肉，促進血液循環，加快皮膚的呼吸以及新陳代謝的過程，順暢排毒的管道。

皮膚也被稱為「人體的第三個腎」，意即透過出汗這件小事，把萬惡的毒素排出體外。但是現代人不喜歡流汗的感覺，總覺得身上濕濕黏黏的很難受，加上到處都有空調，也就降低了流汗的機會，那麼，就來洗澡吧。

淋浴、泡澡、桑拿浴和蒸汽浴等等，都是洗澡的形式，都有不錯的排毒效果。

1. 淋浴，是一種簡單且快速的洗澡方式，顧名思義，就是透過蓮蓬頭來淋洗全身。假使早起後用溫水淋浴，能夠使身體整個甦醒過來，同時也會散發出沐浴乳或者香皂的清香味道。如果皮膚屬於乾燥型，則適合有滋潤效果的沐浴乳；倘若皮膚屬於油性，那就要選擇香皂來清潔。請注意，使用過多的沐浴乳或者香皂，容易破壞皮膚表面的酸鹼度，所以一天之中想多洗一次或以上的澡，就只需要用清水沖一沖即可。

2. 泡澡，是目前流行的洗澡方式，又可分為冷水浴、熱水浴、按摩浴和藥浴等。相對於其他的洗澡形式而言，冷水浴更受歡迎。從皮膚排毒的角度而言，冷水浴能夠提高身體對寒冷的適應能力，而且冷水會使身體的血管快速收縮，促進血液循環，同時皮膚也會有光澤，富有彈性。冷水浴的時間長短，根據每個人的體質以及天氣的冷暖而定，一般來說，天氣越冷則時間越短。

熱水浴的水溫應該在三十八℃以上，但不超過四十℃，過熱的水反而不舒服。按摩浴是指在浴池中，安裝一組有按摩功能的噴水龍頭，反覆噴出水柱來進行按摩。藥浴則是將特定的藥包或藥材放入浴池中，透過清洗局部或全身，達到防治或緩解病痛的方式；中醫認為，常見的皮膚紅腫、搔癢，或足一般肌膚保養，用藥浴有不錯的效果。

3. **桑拿浴和蒸汽浴**，也就是俗稱的乾蒸和濕蒸。主要原理是透過稍高的溫度對身體進行蒸烤，促使皮膚出汗、血液循環加快來提升新陳代謝的速度，排出體內累積的廢物。儘管桑拿浴的好處很多，但是年老、心臟病患者以及初次嘗試的人，都必須嚴格控制溫度和洗浴時間，以免發生危險。

洗澡排毒需要特別注意的事項：

❶洗澡排毒是一個循序漸進的過程。每天花一點時間來仔細清洗身體，充分享受水淋、水沖、水泡的暢快舒適感，不要三分鐘洗完一個戰鬥澡，毫無收穫就急著跑出來。

❷在泡澡的過程中，可以加一些東西，如玫瑰花、柚子皮，在淡淡香味中洗去一身塵埃，身心都暢快；或是加入瀉鹽，其富含的硫酸鎂是大腦組織和關節蛋白重要的組成部分，經由皮膚吸收後，有助於舒緩神經，減輕頭痛。

❸洗澡後要及時補充因為出汗所流失的水分，尤其是泡澡泡到全身發熱時。

❹洗澡之前乾擦整個身體，有利於去除皮膚表面的汙垢；洗完之後，利用絲瓜絡或者浴巾按摩身體，能夠刺激淋巴系統，釋放毒素，不過按摩的動作要柔和，方向則要順著心臟；或者對全身進行五～十分鐘的拍打，也可達到較好的排毒效果。

❺發燒、飲酒或劇烈運動後都不應該進行桑拿浴。當皮膚變得非常乾燥，應避免桑拿浴或者蒸汽浴，至少要降低次數，因皮膚大量排汗會喪失水分和油脂，使其乾燥的現象更加嚴重。

❻熱水浴有助於血液循環，但時間過長則容易讓人產生疲勞。而且，在熱水浴的時候，務必起身一～二次，稍加休息，避免增加心肺負擔，血壓上升。

## ∵通便排毒素

現今是一個極度講究效率的社會，生活節奏明顯加快，學習和工作的壓力不斷增加，同時累積了許多不良的習慣，包括飲食不規律、作息紊亂、缺乏睡眠，導致的後果先是身體不適，容易這裡疼那裡痛，再來是健康慢慢亮起紅燈，到處都不對勁，最普遍的狀況就是便祕。

我們都知道，大便、小便和排汗是身體天然的排毒管道，需要時刻保持通暢。人類每天從外界攝入的食物，經過大腸的消化、吸收之後，殘渣會形成糞便排出體外，包括體內大約五十％的毒素。因此，必須要養成定時排便的習慣，將這些不需要的廢物清除乾淨。

便祕是由於腸道內必需的有益菌叢嚴重缺乏，導致大腸蠕動緩慢，出現排便困難、大便乾燥或者不成形、口乾口臭的情況，嚴重者甚至會小腹突出、皮膚暗黃長斑，最後引發痔瘡。

大便通，全身都通，該如何通便排毒，也成為現代人最關心的話題之一。

## 1. 調整飲食習慣

隨著社會步調越來越緊湊，許多上班族因為高強度的工作，而養成不健康、不規律的飲食習慣。切記，早餐、中餐和晚餐，缺一不可，特別是開啟一整天活力樞紐、排毒機能的早餐。如果省略不吃，或是吃了難以消化的食物，很可能引起腸胃抗議，導致諸事不順。

每日三餐，除了定時定量之外，也要注意其中的內容；如膳食纖維能夠有效地促進腸道蠕動，那麼五穀根莖類、豆類、海藻類、蔬菜水果就應該多多益善。便祕的本質在於體內廢物堆積在腸道，缺少水分的補給而變硬，從而無法排出體外。因此，每天要多喝水，加速食物在胃和大腸裡的消化吸收。

## 2. 飲茶通便排毒

中醫學認為，治療便祕必須對人體內部的虛、實、寒、熱、陰、陽、氣、血、津、液等各方面，進行全方位的調理，才能夠達到標本兼顧的目的。

有時索然無味的白開水喝膩了，改以饒富風味的茶水取代也不錯。茶中的茶多酚成分，可以抗癌、抗氧化，又能刺激腸胃蠕動，幫助消食通便；水分則利於消火解熱，緩解糞便太乾、太硬的窘況。因此，長期持續飲茶有助於排毒、解便祕。

但要提醒，茶要喝對才有效，若茶葉品質不佳、沖泡溫度太高或茶湯太濃，都會過量釋放單寧酸，對腸胃產生收斂效果，反而加重便祕，這樣可就得不償失。

## 3. 適度運動

根據相關資料顯示，運動不足也是造成便祕的一大原因。現代人多數時間能躺就不坐，能坐就不站，能站就不走，導致自身肌肉的力量下降，不僅使脂肪堆積如山，也會引發便祕。

要活就要動，平時要養成運動的好習慣，慢跑、游泳、打球、有氧舞蹈，甚至打太極拳都可以；若現在才要開始，則先不要強求運動的頻率和強度，只要離開沙發多走動、做做體操，或者到戶外散步、騎騎腳踏車，就已經是成功的第一步了。

做完運動流流汗、喝個水，體內毒素自然會跟你說拜拜，便祕也就悄悄消失於無形之中。

## ∵利尿排毒素

尿，又名尿液，俗稱小便。

尿液是由腎臟生成，經過輸尿管、膀胱、尿道排出體外。其成分多種多樣，其中水分占九十六～九十七％，其餘物質為尿素、尿酸、電解質、毒素、激素等。正常人的尿液大多數呈淡黃色液體，酸鹼度主要受食物性質的影響，變動很大。

排尿是人類和脊椎動物所必需的新陳代謝過程，它能有效調節體內水和電解質的平衡，清除老舊廢物，尤其是退化變性的蛋白質和核苷酸所產生的含氮化合物。

正常人每天排出的尿液量，一般在一〇〇〇～二〇〇〇毫升之間，通常為一五〇〇毫升上下，其中五〇〇毫升為最基本的排水量，伴隨著新陳代謝產物排出，其餘的則為機動排水量，隨著每天飲水量的增減而有所變動。身體如果有異常，排尿量會顯著變化，甚至無尿。每天的排尿量長期保持在二五〇〇毫升以上，稱為多尿；而在一〇〇～五〇〇毫升的範圍內，則為少尿；如果少於一〇〇毫升，可視為無尿。

尿液的形成，有賴於腎小球的過濾，和腎小管的重新吸收作用。長期尿液量太多，表示體內水分流失過大，嚴重的會導致脫水；每天的尿液量太少，則是新陳代謝的廢物都聚積在體內，會給身體帶來不良影響；而無尿排出，後果更為嚴重。

排尿困難，全日總尿量減少，甚至小便閉塞不通、點滴下或全無等，有可能是攝護腺炎、腎臟炎、高血壓、糖尿病等慢性疾病，或者是老年人攝護腺增生、膀胱括約肌痙攣、神經性排尿困難、尿路結石、尿路腫瘤、尿路損傷、尿道狹窄、脊髓炎等病症所出現的尿瀦留，及腎功能不全引起的少尿、無尿症。

利尿，顧名思義，就是利用某種方法，影響腎臟生成尿液的過程，使其增多。利尿排毒，即腎內血管滲透壓比周圍血管滲透壓低時，容易吸收外周血管的水分，此時利用天然食物或者藥物降低腎內滲透壓，便能讓水分增加，排尿量變多，而達到利尿的目的。

要達到利尿的效果，一般以通利小便為主，輔以滋補脾腎。最佳的方式，當然是使用天然食物，藥物治療次之。

### 1. 西瓜

西瓜被稱為「水果中的利尿專家」，其果肉有高達九成是水分，但營養價值仍然值得期待。其中豐富的鉀離子，能夠協助人體排出多餘的鈉離子，具有利尿與消水腫的功能。

### 2. 蘋果

蘋果，是一種常見的水果，味道甘甜，含有豐富的營養，其中以纖維及果膠最為人稱頌，含鉀量亦高。它也是赫赫有名的排毒水果之一，因其纖維、果膠和有機酸，具有收斂性，在經過腸道時，會吸附細菌與病毒，並且刺激腸胃蠕動，清除體內廢物與毒素。

### 3. 木瓜

木瓜含有獨特的蛋白分解酵素（蛋白酶），餐後食用，可以幫助脂肪和蛋白質的消化分解，然後儘快將多餘的代謝廢物排出，由內到外清爽肌膚。

### 4. 葡萄柚

也稱西柚，果肉呈現淡黃白或粉紅色，柔嫩、多汁、爽口，略有香氣，味道偏酸。其纖維量高且熱量低。研究指出，葡萄柚最特殊之處，就是含有肌醇，如果每天吃一顆，可降低壞膽固醇約一五・五％、三酸甘油酯二十七％；另外，還富含類黃酮，能增加人體抗氧化力，加強新陳代謝。

### 5. 蒟蒻

俗稱魔芋，中國古代又稱「妖芋」，很久以前就認為它有「去腸砂」（整腸）之效。其主要特色是含有豐富的纖維素，但熱量很少，因為人的消化系統沒有辦法將其消化吸收，所以能促進腸胃蠕動，帶走毒素。

### 6. 番茄

番茄營養豐富，具有特殊的香味，具有減肥瘦身、消除疲勞、增進食慾的功效，也有助於蛋白質的消化，能夠有效地減少胃脹食積。食用新鮮的番茄可利尿，減少水腫的問題。

## 7. 薏仁

薏仁主要分生和熟兩種，生熟各半互相制衡又有速效，從而達到健脾利濕的效果。其有促進體內血液和水分新陳代謝的功用，可利尿、消水腫、健脾、除痹、清熱排膿。

## 8. 冬瓜

冬瓜味甘，性淡寒，熱量極低，只有一般蔬菜的一半，但水分很多，占了近九十七％，且有利尿消腫、清熱消渴的作用，可從體內帶走鈉而不易水腫，並能降血壓。

## 9. 荷葉

《本草綱目》記載，荷葉有清心火、平肝火、瀉脾火、降肺火以及清熱養神、降壓利尿等功效，將其泡成荷葉茶來喝，有加強代謝、排水利尿的幫助。

## 10. 紅豆、綠豆

自古以來，紅豆、綠豆就被推崇為養生佳品。紅豆性平，味甘酸，入心、小腸經，能利水消腫、清熱解毒，改善腳部浮腫和身體水腫；綠豆性涼，味甘，入心、腎經，能利尿，又可清熱解暑，是預防中暑，改善口渴或煩熱、夏季腹瀉等症狀的利器。

在日常生活中，利尿排毒需要注意以下幾點。

❶**注意熱量的攝取**。食物轉化成熱量後，除了用來維持人體基本的活動，一部分會轉化為肝醣，存在肝臟與肌肉之中，多出的則會轉化為脂肪組織，累積於皮下或內臟周圍。屬於男性的稱為鮪魚肚或啤酒肚，女性則為小腹婆，完全會增加身體的負擔，不利於排毒。

❷**宜食維生素高的食物**。補充足量的維生素，才能使各器官組織協同工作，調節體內平衡。

❸**勿吃辛辣、重口味、油膩的食物**。

❹**適當增加每天的飲水量**。

隨著年齡的增加，人容易出現少尿甚至無尿、浮腫的情況。剛好有個現成的例子，隔壁鄰居家的爺爺年事已高，全身浮腫嚴重，我建議他每天早晨喝綠豆薏仁湯，搭配一杯檸檬水，並且不吃任何含有鹽分的東西，中餐和晚餐的主食以紅豆、薏仁合煮，口渴時，喝「利尿冬瓜湯」。不久之後，爺爺的手腳和身體的浮腫都消失了，整個人也顯得年輕許多，鎮日笑得合不攏嘴。

## ∵按摩排毒素

按摩，從性質說，是一種物理治療方法，基本上是以中醫的臟腑、經絡學說為理論基礎，同時結合西醫的解剖學和病理診斷，利用手法或工具，作用於體表的特定部位，來調節人體生理、病理狀況，進而達到理療目的的方法。

我國數千年的歷史證明，按摩可以延緩衰老，延年益壽。每天早晚做一些自我按摩，每次三～五分鐘，必然會有良好的保健效果。中醫學認為，經絡是治療疾病的快速通道，正確找到穴位針灸或進行按摩，能夠增強和活化五臟六腑的功能，調節體內血液和內分泌的循環，促進新陳代謝，增強免疫力，最終實現健體強身的目標。

按摩療法一般適用於多種病症，如基本的扭傷、膝或踝關節的脫位、腰肌勞損，脅間、坐骨、腰背、三叉神經痛，偏頭痛，四肢關節痛，包括肩、肘、腕、膝、踝、指或趾；同時也適用顏面神經麻痹、顏面肌肉痙攣、腓腸肌痙攣；或者是由風濕引起的肩、背、腰、膝等部位的肌肉疼痛；或急性或慢性風濕性關節炎、關節滑囊腫痛和關節僵直等。就連嘔吐、消化不良、習慣性便祕、胃下垂、慢性胃炎、失眠、遺精、慢性腹瀉、遺尿以及婦女痛經等病症，都可以考慮使用按摩療法來緩解。

按摩對於情緒調整也是有好處的。

長時間、高強度的學習或工作，使身體經常處於壓抑狀態，導致失眠、頭痛，甚至消化問題。透過對肌肉、肌腱、結締組織、韌帶及關節的按摩，可以減少皮質醇（壓力荷爾蒙）的分泌，提高身體的靈活度，使人進入一個輕鬆的休息模式。

透過按摩，可以舒緩因長期姿勢不良導致的肌肉疼痛；也能促進血液循環，讓肌膚光澤亮麗；又有提高整體免疫力的功能，或是促進新陳代謝。對於一般慢性病或身體過度虛弱的患者，是安全可靠的。

**臨床研究表明，即使是半個小時至一個小時的短時間按摩，也有助於降低心跳、皮質醇和胰島素，接著減輕身體的壓力，改善自身的情緒。**

按摩簡單地分為頭部、耳部和背部按摩。頭部按摩可以有效地緩解頭暈、頭痛，改善肩部和頸部的痠痛，增加大腦的含氧量，改善睡眠的品質，還能加強血液循環，舒緩壓力。

耳朵上也有很多穴位，經常性地按摩能夠改善偏頭痛、耳鳴、耳背、牙痛的困擾；最重要的是，因腎開竅於耳，因此按摩耳部對腎也有很大的好處；背部是內臟的反射區，膀胱經就分布在脊椎兩側，所以做背部按摩有疏通經絡、消除疲憊、放鬆全身的作用，能加速排出體內積累的毒素，促進身體健康。

按摩排毒也有需要特別注意的事項。

❶不適合按摩者：各種急性傳染病、急性骨髓炎、結核性關節炎、傳染性皮膚病、濕疹、水火燙傷、皮膚潰瘍、急性腹膜炎、急性闌尾炎、腫瘤以及各種瘡瘍等症患者。正值經期的女性，懷孕五個月及以上的孕婦，久病、虛弱、有嚴重心血管病或高齡體弱的患者。

❷被按摩者的肌肉應該處於一個充分放鬆的狀態。

❸按摩者的雙手保持清潔、溫暖，指甲應修剪乾淨，手上不戴任何裝飾品，以免損傷被按摩者的皮膚。

❹按摩時，要順著血液和淋巴液回流的方向操作；力道由輕到重，再逐漸減輕而結束。

## ∴拔罐排毒素

拔罐，又稱拔火罐，是一種中醫療法，最早在西漢時期的帛書《五十二病方》中就有相關記載。主要是利用燃火、抽氣等方法，藉助熱力排出杯罐中的空氣，產生負壓，使罐吸附在人體皮膚的表面，造成局部瘀血的情況，從而達到通經活絡、行氣活血、消腫止痛、祛風散寒等效果。

最初，拔罐是用於吸血排膿，後擴大應用在肺癆、風濕等內科疾病，之後再正式成為一種治療方式。

拔罐排毒法在現代應用廣泛，因為拔罐會導致身體局部的毛細血管充血甚至破裂，產生瘀血現象，讓體內立刻產生一些組織胺和類組織胺的物質，隨著血液流遍全身，刺激器官，提高身體的抵抗力。

再者，負壓強大的吸拔力，能夠使身體的汗毛孔充分張開，刺激、加強汗腺和皮脂腺的功能，皮膚表層的衰老細胞迅速脫落，從而使身體內的毒素和廢物快速排出。且拔罐牽引了神經、肌肉、血管以及皮下腺體，可疏通經絡，調整氣血，改善身體的血液循環。

拔罐，能夠讓身體的濕氣和寒氣，透過毛孔等皮膚組織滲透出來，經絡、穴位和五臟六腑，也會得到相對的調理。其局部的溫熱作用，不僅僅使血管擴張，增加血流量，也能加速淋巴循環，將積壓已久的有毒物質，通通排出來。

目前常用的罐具，有竹罐、玻璃罐、抽氣罐等。

竹罐通常採用直徑三～五公分、堅固無損的竹子製成，取材方便，製作簡單。將竹子鋸下一截，一端留節做底，另一端做罐口，竹罐的吸附力較大，不僅適用於肩背等肌肉豐滿之處，也適合腕、踝、足背、手背、肩頸等皮薄肉少的部位，缺點是容易燥裂漏氣，而且不透明，無法觀察皮膚的反應。

玻璃罐是由耐熱玻璃加工製成，下端是開口，小口大肚。玻璃罐罐口光滑，質地透明，有助於觀察拔罐部位的皮膚狀況，便於了解充血和瘀血程度，掌握留罐的時間，但缺點是導熱過快，容易造成皮膚燙傷。

抽氣罐是由壓克力或透明樹脂材料製成，運作原理是利用罐頂的活塞來抽排空氣；它不用火和電等危險源頭，而且不會燙傷皮膚，適合家庭的自我醫療保健。

一般的拔罐方法，是先用鑷子夾住酒精棉球點燃，在罐內繞一圈後再迅速抽出，緊接著將罐口罩在需要處理的部位上，即可吸住。

拔罐也有多種應用方式。

❶火罐先拔起後，又立刻吸附體表，反覆多次，直到皮膚出現潮紅，多用於治療面癱。

❷在火罐的罐口塗抹萬花油，待其吸附於體表後，手握住罐底，上下來回推拉移動數次，直到皮膚變成潮紅；一般用於面積較大、肌肉豐厚的部位，主要治療感冒、咳嗽等病症。

❸火罐吸附於人體表面，留置五～十分鐘，能夠有效治療風寒濕痹、頸肩腰腿疼痛。

❹先用梅花針或三棱針在皮膚局部叩刺或點刺，再迅速拔罐，使罐內出血三～五毫升，可治療痤瘡等皮膚疾患。

拔罐是一項需要嚴格訓練和經驗累積的治療方法，尤其是時間和間隔的掌握，還有技巧，不然適得其反。

第一點，**拔罐首先要確定被拔罐者的體質**。如果患者體質過於虛弱，則不適宜拔罐，因為這種方式有瀉法，會使虛弱的體質更加衰弱；對於一些本身有發炎狀況或是出血性疾病的患者，抑或皮膚有局部破潰或皮膚病患者，拔罐不但無益於身體，甚至還會造成破壞性的後果；孕婦拔罐應十分慎重，腰骶部及腹部是禁止操作的部位，因極易造成流產；年老且患有心臟病者，容易導致心臟疾病復發，也不宜。

**第二點，拔罐的時間要嚴格控制。**一般應該掌握在八～十分鐘左右，以免皮膚起泡，尤其是糖尿病患者，起泡容易造成感染。拔罐的時間根據火罐大小、材質以及負壓力度的不同，有所區別。通常點上火閃完到起罐，不宜超過十分鐘。拔罐的主要原理是負壓而不在於時間，在負壓大的情況下拔罐時間過長，容易傷害皮膚。在拔罐之後，皮膚表面不慎起泡，如果直徑小於一公釐，則會自行吸收癒合，假使超過一公釐，應立即到醫院進行處理。

**第三點，注重火罐的清潔。**一個人應該使用一套罐具，一般在使用五次以後，拔罐工具要進行清洗晾乾，預防感染。

**第四點，拔罐時切忌火燒罐口。**留罐的時間不能超過二十分鐘，否則會燙傷皮膚。

**第五點，拔罐後勿立即洗澡。**俗話說：「火罐和洗澡，一個也少不了。」的確，溫熱的洗澡水和火罐，想到都舒服，但是兩者的順序要嚴格掌控，通常是洗完澡後拔罐，絕對不能在拔罐完後洗澡。因為皮膚在拔罐完畢後，處於一種被傷害的狀態，此時洗澡非常容易造成皮膚損傷、發炎。

**第六點，不要在同一位置反覆拔罐。**全身拔滿火罐，有助於全面調理身體，但是在同一個位置反覆拔罐，容易對皮膚造成紅腫和破損。

# 三 輕解毒：不小心中毒，自己先救護

## 變質食物中毒的解毒處理

變質，就是指食物在微生物的作用下，發生腐敗現象，包括食物的主要成分以及感官性質的各種酶性、非酶性變化，或者被其他物質汙染，使食物呈現異樣的顏色，失去原有的色香味，蛋白質、脂肪和碳水化合物，在細菌的分解下產生難聞的味道，和低分子結構的有毒物質，破壞了其自身的食用價值。如果一時不察而誤食，則可能出現中毒現象。

這類食物中毒，程度輕者大多以急性腸胃炎的症狀出現，例如嘔吐、腹痛、腹瀉、發燒等，經過一般治療就能夠恢復健康；程度嚴重者，呼吸、循環、神經等系統會出現問題，需要立即進行搶救。

有些變質食物的有毒物質含量較少，或者其本身的毒性，並不會引起急性中毒的症狀，但是長期食用，往往會造成慢性中毒，甚至有致癌的可能。

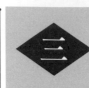

接下來，要介紹一些變質食物的危害程度和解毒方法。

## 1. 變質的肉製品

隨著天氣炎熱、氣溫升高，肉製品很容易發生變質現象；原因有很多種，例如在生產和銷售的過程中受到汙染；在較高的溫度下存放的時間過長，容易滋生大量細菌；或者加熱不夠徹底……都會導致肉製品變質，而變質的肉製品中含有大量的蠟樣芽孢桿菌，食用後會引起食物中毒。

潛伏期一般在一～四十八小時，表現為腸胃道或者神經症狀型食物中毒，通常以急性腸胃炎為主，有噁心、嘔吐、腹瀉、腹痛、頭痛、全身乏力和發熱等症狀，嚴重者則出現寒顫、驚厥、抽搐和昏迷等，老人、兒童和體弱的患者不及時進行急救處理，可能導致死亡。

預防肉製品變質的措施有，保持肉製品加工的環境清潔、定期消毒；選擇新鮮的原料，不用生病的禽畜肉；肉製品加熱的中心溫度要達到七十℃以上，儲藏則應該保持十℃以下，在室溫下存放不得超過四個小時；生、熟肉製品分開存放，隔夜的肉製品在食用前必須重新加熱。

## 2. 變質的雞蛋

曾經有一個病例，一位老人購買了一斤土雞蛋，回家後發現有幾個出現裂痕，還冒出一股奇怪的味道；他覺得扔掉可惜，且剛買的雞蛋應該不會有什麼問題，便把它炒來吃。

吃完炒蛋後，老人覺得全身乏力，過了一會兒，出現頭暈、口唇發紺等症狀，去醫院確診為因食用變質的雞蛋而導致亞硝酸中毒，因此在日常生活中，要注意雞蛋是否新鮮。

首先，散裝的雞蛋在存放之前不要清洗，因為蛋殼上不僅有氣孔，還有一層薄膜，清洗過程中會把薄膜破壞掉，細菌容易透過氣孔進入蛋內，加速雞蛋變質。

其次，把散裝雞蛋放入冰箱的時候，較尖的一端要擺在下方，因為雞蛋的氣室位於圓端部分，圓端向上，能夠有效地避免散黃，延長它的保存時間。

再者，雞蛋最適當的保存溫度是五～七℃，也就是冰箱冷藏室的溫度，最長能夠存放一個月，但不建議，最好儘早吃掉，或一次不要買太多。

最後，儲存在冰箱的雞蛋不要反覆拿進拿出。雞蛋遇冷再遇熱，其表面會產生小水珠，細菌也會因此附著在蛋殼表面，放回冰箱後，細菌繼續繁殖，並且侵入其中，導致雞蛋變質。尤其是天氣炎熱時，從冰箱取出的雞蛋應該儘快食用完畢，不宜再放回冰箱。

雞蛋變質後請及時丟棄不要食用，別拿健康開玩笑。

## 3. 變質的水果

天氣一轉熱，細菌繁殖的速度就會加快，不僅僅是菜餚，水果也容易黴變腐爛。

❶榴槤。近日，某家人在超市看到榴槤正在促銷，價格比平時便宜很多，於是買了一個回家，全家人圍著飯桌興高采烈地吃了。沒想到當天晚上，竟全部出現嘴唇發麻、頭暈等症狀，到醫院確認為食物中毒。

原來，正在促銷的榴槤並不新鮮，散發著一股怪味，並不是熟透的味道。夏季氣溫高，雨水充足，水果等容易腐爛或者黴變，產生有毒物質，因此購買時儘量選擇新鮮、乾淨的，買回家之後要注意冷藏保存，不能一次性吃完的水果，要縮短保存時間。

❷甘蔗。甘蔗有很高的營養價值，深受人們的喜愛。其收割以後，會因為儲藏的方式不當、時間過長，或運輸的過程中受到汙染，致使黴菌生長；誤食會導致中毒，嚴重者可能危及生命。

甘蔗如果在未完全成熟前就收割，含糖量低，而且更容易變質。

甘蔗中毒事件常常發生在北方城市，因為它們的甘蔗，大多是從南方運過去的，存放時間較長，加上長途運輸過程的堆疊、碰撞等，造成甘蔗發熱、溫度升高，微生物自然迅速繁殖，從而使部分甘蔗變質。

變質甘蔗中含有一種叫做節菱孢霉的致病微生物，能夠產生強烈的嗜神經毒素，主要損害人體的中樞神經系統。

甘蔗中毒的潛伏期最短只有十幾分鐘，長則十幾個小時，患者一開始是嘔吐、頭暈、視力模糊，接著陣發性抽搐，抽搐時四肢僵直、大小便失禁。每日發作多次，最後昏迷，甚至出現呼吸衰竭的現象而死亡；倖存者會有神經系統損害後遺症，失去生活的能力。

食用甘蔗中毒後，應該迅速送到醫院進行治療，透過洗胃、灌腸等方法，把體內的毒物排出體外。目前對這類中毒事件的主要措施在於預防：不吃變質的甘蔗。購買甘蔗時，遵循「摸、看、聞」三個原則，「摸」是指檢測甘蔗的軟硬度，「看」是觀察其可食部分是否新鮮，「聞」則是嗅出是否有異味。新鮮的甘蔗質地堅硬，果肉清白，味道甘甜，散發著清香味；而黴變的甘蔗外皮沒有光澤，質地較軟，可食部分的顏色呈淺棕色、有暗灰色的斑點，散發一股「霉」味或「酒糟」味。

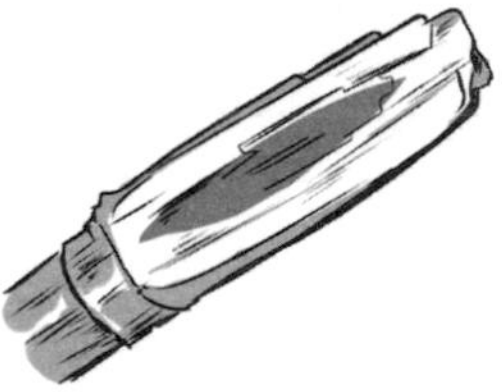

變質甘蔗（中心黴變）

## 未熟食物中毒的解毒處理

食物是營養的主要來源，不過人們在日常生活中，卻常常吃錯方式。例如食用未煮熟的食物，輕者中毒，重者送命。特別是某些食物如果沒煮熟，其毒性比砒霜還高。

## 1. 菜豆類

菜豆類包括扁豆、四季豆、芸豆、刀豆等，是餐桌上的常見蔬菜。生的菜豆或者未煮熟的菜豆中，含有豐富的血球凝集素和皂素，這兩種生物毒素分別具有凝集紅血球和溶血的作用，進入人體後會影響健康。

菜豆中毒的潛伏期大都在一個小時左右，最長的不會超過五小時，主要表現為腸胃炎的症狀，譬如噁心、嘔吐、腹痛和腹瀉，也有頭暈、頭痛、胸悶、出冷汗、心慌、胃部有強烈的燒灼感等，病程一般為數小時或一～二天，普通程度的中毒可以自癒，嚴重中毒者則需要去醫院接受治療。

近年來，因為食用未熟的菜豆而導致中毒的事件日漸增多，一年四季均可能發生，以夏、秋季為甚。皂素主要集中在菜豆的外皮上，只要烹調的時間足夠，就能消除其毒性。

預防菜豆中毒最有效的措施就是燒熟煮透，無論是炒、燉還有涼拌，都要加熱到其失去原有的生綠色，且食用的時候沒有豆腥味；同時，在烹飪的過程中，保證菜豆都均勻受熱。

## 2. 豆漿

大豆含有皂素、血液凝集素和胰蛋白酶抑制物，磨成豆漿後，如果未煮熟就喝下去，不僅僅對黏膜有強烈的刺激作用，還會破壞身體的紅血球，幸好這種毒素在高溫中可以立即被破壞。

此類中毒的潛伏期，是在食用後半小時至一個小時，一開始食道和胃部有燒灼感，繼而出現噁心、嘔吐、頭暈、頭痛及腹痛等現象，少數人可能引起腹瀉，病情嚴重的會造成全身虛弱、痙攣及呼吸困難等症狀。

當豆漿加熱到八十℃時，泡沫會上浮表面，形成一種「假沸」的現象，但是皂素等成分並沒有遭到完全破壞。因此，出現「假沸」之後，還應該繼續加熱至一〇〇℃，再用小火煮十分鐘左右即可。完全煮熟的豆漿沒有泡沫，泡沫消失代表皂素被破壞殆盡，不具有毒性了。

## 3. 木薯

雖然木薯的塊根含有豐富的澱粉，但是其各個部位，包括根、莖、葉，都含有有毒物質——亞麻苦苷，而且新鮮木薯根部的毒性更大。一個成年人食用一五〇～三〇〇克未煮熟的木薯就可能引起中毒，嚴重的還會導致死亡。要防止木薯中毒的方法，就是避免新鮮食用，不吃生的木薯製品（例如木薯粉油炸物），不喝木薯釀的酒，一定要加熱煮熟後，才可放心食用。

## 4. 十字花科類蔬菜

十字花科類的蔬菜，包括油菜、芥菜、蘿蔔、花椰菜等，大多含有硫代配糖體，會抑制碘的吸收，引起甲狀腺腫大。一般人吃這類蔬菜，不會有太大的影響，但甲狀腺功能異常患者，要聽從專業人員（例如營養師）的指導，選擇適合的烹調方式及食用量。

### 5. 金針菜

金針菜又稱為黃花菜，是人們喜愛的蔬菜之一。但是，新鮮、未經曬乾加工的綠色金針菜，含有秋水仙鹼這種有毒物質，食用後，會經腸胃吸收，氧化成「二秋水仙鹼」，而出現噁心、嘔吐、腹瀉等症狀，對人體的腸胃道和泌尿系統有不良的影響，嚴重威脅健康。

一個成年人食用新鮮金針菜五〇～一〇〇克，就會引起中毒症狀。因此，最好把金針菜在沸水中煮一會兒，再用清水浸泡，便能夠去除大部分的水溶性秋水仙鹼；或者直接煮熟、煮透，再烹飪食用。

### 6. 新鮮木耳

新鮮木耳含有一種感光物質（咈喃香豆素），對光線十分敏感，不經煮熟後食用，經過紫外線照射（曬太陽），可能造成接觸部位皮膚紅腫，甚至起水泡（光毒性皮膚炎），嚴重的會發生咽喉水腫，出現呼吸困難的症狀。因此，新鮮木耳同樣要煮熟後食用。

### 7. 奇異果

奇異果曾經流傳著一個說法：「三天軟，七天爛，半月壞一半」。因此在購買時，應該選擇較硬的，外形無損傷的果實，但是此時的奇異果，並沒有達到最佳食用狀態，因為糖分較低，口感酸澀，且含有大量的蛋白酶，會分解舌頭和口腔黏膜的蛋白質，引起口腔不適。

常溫下，奇異果放三天左右就會變軟，這時，用手指輕輕地按其兩端，按壓處會發生輕微的變形，果肉不再堅硬，但也沒有很軟，此種狀態就是最佳食用時間。

## 隔夜食物中毒的解毒處理

### 1. 隔夜食物不可以食用嗎？

大概在幾年前，網路上曾經流傳過一則新聞，說「吃隔夜飯菜，導致罹患胃癌的風險增高三．六倍」，雖然這個說法過於誇張，需要科學再驗證，但是隔夜飯菜若保存不當，造成微生物孳生，的確會對健康產生不良的影響。

不浪費食物，毋庸置疑是一種美德，特別是老一輩的人，因為歷經過戰亂常常餓肚子，所以習慣把吃剩的飯菜留到第二天再食用；很多人擔心現在的蔬菜因為施氮肥和灑農藥的關係，會殘留較多的硝酸鹽（蔬菜本身不會含有硝酸鹽），一旦沒吃完放隔夜，就會產生亞硝酸鹽。而亞硝酸鹽衍生物，恰好是腸胃道的致癌物之一，如此一來，吃隔夜菜，豈不和自己的身體開玩笑？

其實，隔夜菜的亞硝酸鹽含量低，不必在意，真正應該擔心的是其加熱後營養素會流失，還有保存期限與方式不對，造成食物變質。一般家庭都將剩菜剩飯直接留在餐桌上（天氣冷的時候）或放入冰箱冷藏，但問題就出在這裡，冰箱裡塞滿東西，或是本身已老舊，冷度不夠，造成和室溫保存一樣的結果——成為細菌的溫床；且絕大多數的家庭也不會有公筷母匙的習慣，一人夾一口，筷子翻來攪去，晚餐裡有全家人的口水，也會讓細菌繁殖，容易引發腸胃炎等疾病。

如果新鮮蔬菜買回家沒有立即煮來吃，請用報紙（或保鮮袋）包起來存放在冰箱，既可保濕，又可避免過於潮濕而腐爛；假使是已經煮了但沒吃完，則可用保鮮膜緊密包好，再放進冰箱裡冷藏，務必儘快吃完。

再提醒一次，每一次煮菜的分量剛剛好最合適，否則隔天剩菜剩飯加熱後，營養素又少了一些，且多加熱一次，口感滋味也不好；儘量保有食材原本的美味和營養，才是珍愛自己身體的方法喔！

## 2. 避免食用的隔夜食物

### ❶ 千滾水和沒有加蓋的開水

熱水瓶的水通常是快沒了就添加，但這種反覆燒開的「千滾水」，容易使水質老化，喪失對人體有益的礦物質，因此別讓喝剩的水滾了再滾；另外，長時間暴露在室溫下的白開水，若沒有加蓋，儘量不要飲用。尤其天氣炎熱，溫度和濕度會讓細菌快速繁殖，數量超標，喝了容易引起急性腸胃炎，導致腹痛、腹瀉等症狀。

### ❷ 隔夜茶

喝茶是一般人常見的生活習慣，三兩好友泡壺熱茶，配點花生，天南地北就這麼聊開了。醫學研究也證實，適量喝茶對健康好處多多，但茶葉如果持續泡在水中過久，單寧酸和咖啡因會一直釋出，使茶水苦澀難以入口，尤其是大量咖啡因，會讓人心悸、胃不舒服。

假如茶湯在室溫下擱置太長一段時間，也沒有妥善保存（如上蓋、冷藏等），不但所含的維生素大量流失，其中的胺基酸會成為細菌和微生物繁殖的養分，因而茶水可能變質、敗壞、酸臭。所以，茶湯要是有混濁、濃稠、不透明的現象發生，無論是否隔夜，都要趕快倒掉，不宜再飲用。

### ❸ 隔夜湯

吃飯前先喝一碗湯暖暖胃，那是多麼享受的一件事情啊！現代人注重養生，煲湯也就成為日常生活為自己補充營養的方式之一。但有時候分量沒抓準，一次喝不完，就得把沒喝完的湯放進冰箱，第二天再熱來喝。

由於湯是熱的，很多人都等到它完全變涼，才肯收到冰箱冷藏；萬一忘記先去睡了，就會在室溫放上一夜。第二天想起來，就將它再煮滾一次來喝，認為這樣能高溫殺菌，沒有問題。

喝隔夜湯未嘗不可，但是需要正確合理的保存方法，而且，某些細菌有抗熱孢子，大火煮滾後，細菌可能死了，但孢子還在，溫度降到適合的度數會再度繁殖。即使再加熱把細菌殺死，毒素仍然會留下來，吃下的細菌或毒素太多，就容易生病。

浪費很可惜但不重要，身體健康才是王道。

## ❹ 隔夜的半熟蛋

雞蛋是優質的蛋白質來源，做法多樣，美味又平價，整年都可以供應。不管是水煮蛋、荷包蛋、炒蛋、蒸蛋、茶葉蛋，只要是烹調到全熟的，如果真的吃不完，就趕快放進冰箱妥善冷藏，下一餐要吃之前記得充分加熱，然後檢查沒有異味、變質，就能安心食用。

至於早餐或牛排餐常出現的半熟蛋，或拉麵裡誘人的溏心蛋，都是許多人的最愛，軟軟蛋黃在口中化開的滋味，真是令人回味無窮。不過，這些半熟蛋雖然美味，但因未完全煮熟，其實最容易滋生沙門氏桿菌、金黃色葡萄球菌；最好當餐就解決，絕對不能放到隔餐再吃，更遑論隔夜，以免將致病菌吃下肚。

### ❺ 隔夜的滷味

滷味多為豆製品，容易酸敗，最好一次吃完，吃不完就得冰起來，再充分加熱才能吃。如果是購買外面攤子上，已經滷好、沒有再次加熱的滷味，特別容易滋生細菌，就要留意衛生問題，當然不宜隔夜再食用。

### ❻ 隔夜的海鮮

海鮮類的食材原本就容易腐壞，儲存不易，建議購買時，就要注意這批海中嬌客是否新鮮。在處理食材時，需做到生熟食要分開，避免腸炎弧菌的汙染。甲殼貝類、有海鮮的涼拌菜餚、生魚片等，當餐就要食用完畢，絕對不能隔夜再吃；其他種類的海鮮除了要進冰箱冷凍外，牠的蛋白質容易滋生細菌，拿出退冰加熱時溫度需達八十五℃以上，才能安心食用。退完冰卻沒烹煮的就不要再放回冰箱，因為已經不新鮮了。

## 3. 隔夜飯菜的處理

隔夜的飯菜雖然不是我們所樂意見到，但對於食物，特別是肉類來說，煮一次吃兩三頓是常見的。記得在烹調之後，拿出要吃的分量，其餘立刻分裝保存，第二餐再進行合理的加熱，才能和腸胃和平相處。

另外，剩菜要縮短在常溫下存放的時間，儘快放入冰箱，減緩細菌的繁殖速度。

再次食用時，一定要徹底加熱，因為隔夜菜上的細菌，雖然不會導致食物變質，卻會讓人生病。

剩飯要降至室溫，再放入冰箱冷藏，而且和剩菜一樣，徹底加熱才能食用；如果是隔夜的菜湯泡飯，就當養豬廚餘吧。

不同的隔夜食物，應該選擇不同的加熱方式，且加熱時間也有別。

❶ **肉類加熱**。如果肉塊比較大，加熱時間應該更長，或者把它切碎，再重新加熱。

❷ **豆製品加熱**。豆製品富含蛋白質，容易腐敗，因此在加熱過程中要更加注意。

❸ **蔬菜加熱**。實際上，蔬菜不適合長時間、也不能反覆多次加熱，一般選擇用蒸的方式，減少營養素的損失。

用微波爐來烹調隔夜食物是一個不錯的方法，不但能充分加熱，更能迅速出餐。或只用微波爐加熱一兩分鐘，再下鍋炒或蒸，視各家庭情況而定。

## 冰箱食物中毒的解毒處理

### 1. 食用冰箱食物的危害

❶ **冰箱食物中毒**

夏天是炎熱的季節，為了防止食物餿掉，利用冰箱來保存是一件很正常的事情。

就是因為太方便了，很多人買了食物之後，就往冰箱堆，如水果、青菜、罐頭、飲料、調味品等，再加上每天吃不完的飯菜，好像冰箱是萬能的，東西冰進去就完全不用擔心。

冰箱食物中毒，是指食物在冰箱的存放時間過長，細菌家族開花結果，吃了可能會讓人產生噁心、嘔吐、腹瀉等中毒症狀。雖然食物吃不完就冰冰箱，但危害人體健康的許多疾病，卻是因為吃了冰箱裡被汙染的東西導致的。

### ❷ 冰箱腸炎

夏季，特別是在潮濕的地方，細菌繁殖的速度非常快。天氣熱，大家又喜歡找冰箱拿吃的、喝的，冰箱門開開關關，裡面的溫度很難維持一定，當然就給細菌長大變多的機會啦。

大熱天常喝冷飲，會干擾腸胃的正常蠕動，影響人體的消化功能，容易使人罹患「冰箱腸炎」。

另外，每個人都習慣在冰箱中長期地儲存大量的食物，而且生食、熟食不分開，全部混雜在一起，平日又不定時清理，細菌多（尤其是大腸桿菌）不足為奇；假使又從冰箱直接取出食物食用，沒有經過充分加熱，也是生成「冰箱腸炎」的原因之一。

「冰箱腸炎」的症狀有腹部隱痛、畏寒、發熱、渾身乏力、噁心嘔吐，厭油以及輕中度的腹瀉，嚴重的可能導致中毒性腸麻痺。因此，冰箱只是一個冷藏的好幫手，不是萬用消毒櫃。在冰箱中，生的食物和熟的食物一定要分開，熟食應該放入加蓋的容器中保存，避免細菌交叉感染；還有，要定期清理冰箱，少喝冰鎮飲品。

## 2. 使用冰箱存放食物的注意事項

### ❶ 四類食物不宜放在冰箱裡

a. 根莖類蔬菜。馬鈴薯、地瓜、胡蘿蔔、南瓜、冬瓜、洋蔥等蔬菜，在通風、陰涼的室溫下保存即可，長時間放在冰箱裡容易變黑變軟。

b. 熱帶水果。香蕉、芒果等熱帶和亞熱帶水果，對低溫環境的適應性較差，放在冰箱裡冷藏會凍傷，影響其口感。

c. 醃製肉。臘肉、火腿等肉類醃製品，適合放在陰涼、通風的地方，才有利於保存原來的風味。如果把它們放進冰箱，容易出現異味，縮短了儲藏的時間。而冷凍食品，在解凍之後，細菌就會迅速地大量繁殖，所以不適合再放回冰箱。若是要冰的東西量多，最好先分裝成一包一包，一次拿一份進行解凍。

d. 麵點。饅頭、花捲、麵包等澱粉類食物，放在冰箱裡容易變乾變硬。在儲藏之前，可以先用保鮮膜或者保鮮袋裝好再放入冰箱。

### ❷ 隔夜飯菜不適合長時間存放在冰箱

逢年過節期間，家家戶戶都會準備非常豐盛的食物，例如各類蔬果、肉類等，三兩天是吃不完的，於是把剩菜剩飯放進冰箱，然後越放越多。實際上，冰箱只是透過降溫的方式，抑制細菌的繁殖速度。如果東西太多，溫度不夠冷，接下來的情況就會如前所述，吃了噁心、嘔吐、腹瀉輪流出籠。

## 3. 食物在冰箱裡的儲存時限

冰箱分為冷藏室和冷凍庫兩個空間，前者溫度大約在四～五℃，而後者則是零下十八℃。蔬菜、水果或待解凍的肉類、食品通常放在冷藏室，而冷凍庫則是冷凍食品、肉類、魚類、海鮮的天下。

簡單介紹經常食用的食物在冰箱中的儲藏時間。

a. 肉：冷藏一～二天，冷凍九十天左右。

b. 雞肉：冷藏二～三天，冷凍三六〇天左右。

c. 肉排：冷藏二～三天，冷凍二七〇天左右。

d. 魚類：冷藏一～二天，冷凍九十～一八〇天。

e. 番茄能夠冷藏十二天，芹菜能夠冷藏七～十四天。

f. 新鮮雞蛋能夠冷藏三十～六十天，而熟雞蛋一般冷藏六～七天。

g. 牛奶能夠冷藏五～六天，優酪乳能夠冷藏七～十天。

h. 飲料和酒類飲品：在四℃左右儲藏，開啟後應儘量喝完。

i. 剩飯的冷藏不超過三天，剩菜尤其是素菜不適宜在冰箱裡存放，應該現燒現吃。

j.花生醬、芝麻醬等：開罐之後能夠冷藏九十天。

### 4. 適宜在室溫儲藏的食物

冷藏某些食物會導致其口感改變，營養降低，甚至加速腐敗變質，因為它們在室溫下儲存的效果比冷藏更好。

a.麵包：麵包在冷藏後容易變乾、變硬、掉渣，口感不如常溫下保存。

b.咖啡豆：冷藏的咖啡豆容易吸收冰箱中其他食物的異味，同時，溫度驟降會導致咖啡豆脫水，影響香味。

c.紅酒：紅酒的儲藏以十二℃左右的恆溫最適宜。

d.辣椒醬：辣椒醬在一般的室溫下就能夠儲藏三年。

e.蜂蜜：蜂蜜放在冰箱裡冷藏，容易加快糖分結晶的速度，而影響口感。

f.番茄：番茄冷藏過久，果肉會呈現軟爛的水泡狀，或者出現散裂的黑斑，時間一長還會腐爛。

g.馬鈴薯：低溫冷藏後的馬鈴薯會變硬，產生如沙粒般的口感。

h.洋蔥：洋蔥在冰箱中冷藏的時間過長，容易失去水分，導致黴變。同時，它的味道會影響其他食物。

i.大蒜：溫度較低的冷藏室，容易使大蒜發芽、變質或發霉，蒜瓣也會變軟。

## 5. 使用冰箱保存食物的注意事項

### ❶ 要定期清理消毒

冰箱的常用冷藏溫度是四～五℃，在這種低溫的環境下，絕大多數細菌的生長速度都會放慢。但是有些細菌嗜冷，在低溫的狀態下反而能迅速增長繁殖。如果食用感染了這類細菌的食物，也會引起腸道疾病。

而冰箱的冷凍溫度通常在零下十八℃，一般的細菌都會被殺死，但是冷凍並不等於完全殺菌，抗凍能力強的細菌仍會存活下來。因此，如果不進行及時定期的消毒，容易成為部分細菌的「溫床」。

### ❷ 生的食物和熟的食物不能放在一起

生食和熟食的存放時間以及對溫度都有不同的要求。生食中普遍都存在各種細菌，與熟食放在一起容易將其汙染。因此，應該使用保鮮膜或者保鮮盒來將兩者分開存放。

### ❸ 肉類食物要特別處理

魚肉、豬肉、牛肉等肉類食物放入冰箱前，最好先用塑膠袋封裝，再放入冷凍庫貯藏。而蔬菜、水果則需要把外表的水分擦乾，再放入冷藏室為宜。

❹ **食物不宜存放過多**

冰箱內的食物存放過多，容易使食物的外部溫度低而內部溫度高，導致變質；最好要留有一定的空間，讓冷氣得以正常對流，來減輕冰箱的負荷。

❺ **瓶裝飲料不宜放在冷凍庫**

各類飲料、牛奶等有寶特瓶或紙盒包裝的食物，不要放進冷凍庫，以免包材凍裂。

## ∵ 味精中毒的解毒處理

味精是一種調味料，主要的化學成分是「麩胺酸鈉」，以往是從海藻或植物濃縮萃取而得，而現在則多用澱粉、蔗糖或甜菜糖為原料發酵製成。其主要作用是增加食物的鮮味，在炒菜、做餡、涼拌的時候可以加入，也用於煮湯和調醬汁。在中式料理裡使用最多，是家家戶戶廚房的常備品之一。

### 1. 味精的作用

味精對於人體來說，並沒有直接的營養價值，它的首要效果是增加菜或湯的鮮味，提高人們的食慾。在醫學上，則用來治療肝昏迷。

## 2. 味精對人體的危害

在我們的印象裡面，老人家時常會叨念，吃太多味精對身體是有害的。中國疾病預防控制中心營養和食品安全研究所的調查顯示，中國成年居民味精的使用與身體超重有一定的關係，味精日均消耗量超過一克的人，超重和肥胖的比例為三十七％，而味精日均消耗量低於一克的人，超重和肥胖的比例為二十八％。

如果每天攝取的味精量超過二・二克，那麼超重的風險將顯著增加。而國外研究人員對於中國近一萬名成人的飲食習慣，進行了長達五年的追蹤調查，調查結果顯示，每日攝入味精五克以上與攝入〇・五克的人相比，超重和肥胖的機率要高出三十％左右。其中的原因在於味精能夠提鮮，引起食慾，不知不覺中增加了食物攝取量。

某些人在食用含有味精的菜餚後，會出現面部潮紅、胸痛、頭痛、噁心、心悸、喉嚨腫痛及呼吸困難等不適症狀，因而稱之為中國餐館症候群（CRS）。（「中國餐館」是指現象的最初事例，但並非只有中國菜帶來這種綜合症。）

嬰幼兒不適合過度食入味精，原因是它會讓血液中的鋅變為胺酸鋅，並利用尿液排出，造成急性缺鋅的症狀。鋅是人體必需的微量元素，孩童若是缺乏鋅，會造成智力減退、生長發育不良及性晚熟，同時也會使味覺紊亂和食慾不振，長期以往，容易導致營養不良。

哺乳期的婦女，亦不宜多食含有味精的食物，因為麩胺酸會透過乳汁進入嬰兒體內，引發嬰兒出現缺鋅的症狀。

味精中毒，無須進行緊急處理，只需要每天口服正常含量的維生素$B_6$即可。因為，大量的研究資料表明，常規地食用味精對人體沒有害處。

## 3. 食用味精有禁忌

味精雖然是我們經常用到的調味料，但是在烹飪時，還是有一些處理技巧。

### ❶每日食用味精不可過量

雖然味精有鮮味，但是並非多多益善，過量的味精會使菜餚產生一種似鹹非鹹、似澀非澀的怪味。

一般的情況下，每人每天食用味精不宜超過一．八克，嬰兒食品不能使用味精，否則容易產生頭痛、噁心、發熱等症狀，也可能導致高血糖；老年人以及患有高血壓、腎臟炎、水腫等疾病的患者應該謹慎食用。

### ❷高溫時不宜使用味精

科學實驗證明，味精在常溫下不容易溶於水。在七十～九十℃的溫度下，溶解度最好，同時鮮味最足；超過一〇〇℃，容易隨水蒸氣揮發；超過一三〇℃，會變質成焦化的麩胺酸鈉，不但喪失其特有的鮮味，還會產生毒性。

做菜的時候，放味精的最佳時機，是在菜餚即將出鍋，即離火之後裝盤之前；對於任何燉、燒、煮、熬、蒸的菜，都不宜太早放味精，即將出鍋時放入即可。

對於用高湯烹製的菜餚，不必放味精，因為高湯本身就已經具有鮮、香、清的特點，放入味精只會加強鮮味，反而掩蓋掉湯本身的味道。

### ❸ 低溫時不宜使用味精

溫度低的時候，味精不容易溶解。如果在涼拌中需要放味精提鮮，可以先用溫開水溶化，等涼了以後再淋在涼拌上。

### ❹ 鹼性食物中不宜使用味精

在鹼性的溶液中，味精會發生化學變化，生成一種具有氨水臭味的麩胺酸二鈉。因此，烹製鹼性食物的時候，不要放味精，如海帶、魷魚。

### ❺ 酸性食物中不宜使用味精

在使用糖醋、醋溜、醋椒等手法烹製菜餚時，都不宜使用味精，因為它在酸性環境中不容易溶解，提高鮮味的效果也很差。

### ❻ 偏甜的菜餚中不宜使用味精

味道偏甜的菜餚放味精會使食物非常難吃，既破壞了其本身的鮮味，又影養菜餚的甜味。

### ❼炒雞蛋不宜使用味精

雞蛋中含有較多的麩胺酸。在炒食的過程中，一般要放鹽，而鹽的主要成分是氯化鈉，經過加熱，麩胺酸與氯化鈉結合，會產生麩胺酸鈉，也就是味精的主要成分。因此，炒雞蛋時放味精，好比畫蛇添足，多此一舉。

## ∵蔬菜中毒的解毒處理

### 1. 哪些蔬菜要特別注意？

❶蠶豆。葡萄糖六磷酸鹽脫氫酶（即 G-6-PD）是一種酵素，在人體內可協助葡萄糖進行新陳代謝，而在這個過程中，產生一種保護紅血球的物質，以對抗某些特別的氧化物。缺乏這種酵素的人，吃了蠶豆之後，會使紅血球受到破壞而發生溶血，就是蠶豆症。這個疾病是一種性聯遺傳疾病，男孩發生機率較女孩高，其中以客家族群發生率較多。有類似家族病史的人應該到醫院進行檢查，並避免吃蠶豆。

❷馬鈴薯。馬鈴薯在發芽的過程中，會大量生成龍葵鹼（又稱茄鹼），尤其是外皮，含量特別高。另外，龍葵鹼本身可耐高溫，一般加熱不容易完全去除，即使仔細

削皮、加熱煮熟後，仍可能有微量存在。因此，如果發現馬鈴薯已發芽長出芽眼，或外皮變綠，就不要再吃了。

❸沒有成熟的番茄。番茄在未成熟之前，含有較大量的番茄鹼（生物鹼的一種，但和龍葵鹼的結構不盡相同），其屬於植物的天然防禦物質，可以抵抗細菌、真菌等病原。番茄紅了、成熟了，營養價值會增高，番茄鹼也隨之降低，所以，還是選擇吃成熟的番茄較好。

❹未炒熟的四季豆。生四季豆內含有毒性物質，如皂素和血球凝集素。皂素對腸胃道有強烈刺激性，吃下未炒熟的四季豆，會出現嘔吐、腹痛、腹瀉等腸胃炎症狀；而血球凝集素會使紅血球凝集。但這類毒素可以被加熱破壞。所以四季豆應該徹底加熱，使其內外熟透，方可安全食用。若豆類顏色未變或有豆菁味道，則不宜食用。不只四季豆，大部分的豆類，如黃豆、綠豆、豌豆，豆莢類如扁豆、長豆，也都含有上述毒素，但不用擔心，只要煮熟，就不會發生食物中毒的情況。

❺金針菜。又名黃花菜，在食用時（尤其是新鮮的），必須先用開水浸泡或燙過，瀝乾水分再炒熟才能食用。這是因為鮮金針中含有「秋水仙鹼」，如果吃得太多或加熱不夠徹底，就會造成腸胃不舒服，或頭暈、頭痛等症狀。不過，經過上述處理過程，並加熱煮熟後，秋水仙鹼就會被破壞掉，這樣食用起來就沒有顧慮了。

❻腐爛的生薑。民間有種說法，叫「爛薑不爛味」，亦即爛薑其實味道還在，可以繼續食用。如果不想和身體健康過不去，就趕快把爛薑丟掉吧！因為生薑在腐爛的

過程中，會產生大量的黃樟素，動物實驗也證明，黃樟素會誘發肝癌和食道癌，人體若長期攝入，會大大增加罹癌的風險。

有人認為，將腐爛的地方切掉，剩下的部分還可以吃，其實大錯特錯。因為生薑中有很多相通的脈絡管道，不但腐爛發黑的部位黃樟素含量高，其他部分也不可能倖免。所以，如果薑發暗、發黑，切開後是暗黃色的，就不要再食用了。

## 2. 不適宜生吃的蔬菜

蔬菜中含有豐富的營養成分，人體需要的維生素、礦物質和微量元素，都可從這些五顏六色的食物中獲得。唯一要考慮的是，加熱很容易破壞其中某些營養素（如維生素C），所以將蔬菜徹底洗乾淨後生吃，有利於身體吸收這些不耐熱的營養素。但是由於品種的不同，有些蔬菜適合生食，有些則不適合。

適宜生吃的蔬菜有胡蘿蔔、白蘿蔔、洋蔥、番茄、黃瓜、甜椒、紫甘藍、蘿蔓萵苣等。生吃的方式有：自製蔬菜汁，或在新鮮蔬菜中加一些醋、橄欖油、檸檬汁、千島醬等進行涼拌。

接下來，介紹幾種不適宜生吃的蔬菜，這些蔬菜沒有經過烹飪，會含有一些有害物質，食用之後可能引發不良的後果。

❶ 地瓜。生吃地瓜容易腹脹、打嗝或反胃，所以還是建議煮熟食用，水煮、蒸、烤都好吃。

❷馬鈴薯。在富含澱粉的植物中，如米、麥、地瓜、馬鈴薯等都需要煮熟，才適合人類食用。因為沒有煮熟的澱粉不容易被消化，當這些沒被消化的澱粉進入大腸後，就會成為細菌的食物，導致氣體產生，造成腹痛。

❸富含硝酸鹽的蔬菜。種菜的農民朋友，喜歡大量使用含氮量高的肥料，以迅速增加農作物的產量，其中，葉菜類最容易殘留硝酸鹽，如小白菜、青江菜、菠菜、芥蘭、空心菜等。硝酸鹽本身對於人體的毒性是很低的，但在人體內微生物的作用下，會轉變成亞硝酸鹽，亞硝酸鹽與腸胃道中的含氮化合物結合，就會成為致癌物質亞硝胺，誘發消化系統的癌變。

這類蔬菜需要完全煮熟後方可食用。另外，根莖類蔬菜硝酸鹽含量較低，芽菜則幾乎不含，建議均衡攝取各類蔬菜（包括菇類），勿偏食葉菜類，以分散風險。

❹含草酸較多的蔬菜。綠色葉菜類含草酸最高的是菠菜，芥蘭菜、芹菜、水芹、地瓜、南瓜、竹筍、茭白筍等，也有較多的草酸。草酸在腸道內會干擾人體對於鈣的吸收。因此，這類蔬菜必須先汆燙煮熟，去除大部分的草酸再食用。

## 3. 食用蔬菜的禁忌

❶過量地食用胡蘿蔔。飲用過多胡蘿蔔做成的蔬果汁（煮熟吃不多，榨汁卻可以使用很多），有可能引起胡蘿蔔素血症。此症顧名思義，就是血液中的胡蘿蔔素過多，沉積於皮膚，使手部和面部變成橙黃色，如果是出現在女性身上，就容易被笑稱為「人

老珠黃」。

傳統觀念認為，補充胡蘿蔔素不僅能夠減少心血管疾病以及白內障的發生，而且具有防癌的作用。紅色與黃色的蔬果如胡蘿蔔、南瓜、玉米、地瓜、辣椒、枸杞、番茄、西瓜、木瓜、楊桃、橘子、柳丁、枇杷、柿子、芒果、奇異果等均富含胡蘿蔔素，深綠色蔬菜也不遑多讓，因為有葉綠素的地方就有胡蘿蔔素。

胡蘿蔔素血症對人體無害，只要減少含胡蘿蔔素的蔬菜及水果的攝取，皮膚變黃的現象會逐漸消退。

❷ 某些疾病患者食用番茄要控量。以營養學而言，小顆番茄（如聖女番茄）屬於水果，大顆番茄（如牛番茄）則是可用來烹調做菜；生吃能攝取到較多的維生素C，熟食則吸收更多屬於脂溶性植化素的茄紅素。但有糖尿病且血糖控制不佳的病人，不建議餐後立刻吃小番茄，因水果有糖分，會升高血糖，即使在餐後兩個小時再吃，也要有量的限制。

番茄同時也是高鉀食物，有腎臟病要限制鉀攝取的患者，不可過量。

番茄對一般大眾而言是健康的蔬果，但是不適合胃食道逆流者食用，因為會加重症狀。

❸ 孕婦和兒童過多地食用菠菜。許多懷孕中的婦女，和辛苦帶孩子的媽媽，擔心菠菜的草酸太高，會妨礙鈣質和鐵質的吸收，如果捨棄不吃，又浪費了它豐富的葉酸含量，這該如何是好？

別煩惱，除非是同時補充高劑量的鈣片，影響才會比較大；至於鐵質的部分，則尚未有草酸不會影響鐵質吸收的相關研究報告，所以最好的方式，是菠菜避免同餐和高鈣、高鐵的食物一起食用。即使同餐吃，也不會形成結石，所以不需要將菠菜配豆腐視為飲食禁忌。

❹新鮮香菇不能用水浸泡。新鮮香菇在烹調前，並不需要泡水！因為它很容易吸水，浸泡後會讓風味盡失、口感也大大降低。另外，香氣濃郁、營養豐富的乾香菇，是每個家庭都愛用的食材之一，不管加在哪一種料理裡面，都很美味。將其略為沖洗，放入溫水中，約十分鐘就可以泡軟，香氣鮮味都能保留。如果要用熱水浸泡，記得上蓋，才不會讓香氣散失。

❺食用苜蓿芽，易誘發自體免疫疾病。國外的研究發現，苜蓿芽所含的刀豆胺基酸，是一種有毒的蛋白質，可能誘發全身性紅斑性狼瘡等自體免疫疾病。大量攝食後，各種血球數可能會減少，如貧血或白血球、血小板稀少，病患也因此容易受到感染或出血，不過停止食用後即可恢復正常，且多數民眾不太會長期、大量食用苜蓿芽。

順便提醒，芽菜類通常鉀、磷離子偏高，腎功能異常的民眾食用過量，恐怕會增加腎臟的負擔；且芽菜類多生食，較不易消化，胃功能不好的人切記不要吃太多。

# ∵水果中毒的解毒處理

## 1. 吃水果要適量

水果含有豐富的維生素、礦物質和水分，除可補充營養外，也能解渴消暑。但是，水果雖然好吃，也要適量，食用過多或許會產生不可預料的後果。

曾經有一個案例，年輕人怕熱，每天都會喝五～六瓶冰鎮飲料來降溫。同時，把西瓜等甜的水果當飯吃，一段日子之後，他卻感覺越來越渴，甚至出現全身乏力的症狀。某天，吃了半個西瓜後，在家中暈倒，送往醫院，醫生診斷的結果是糖尿病酮酸中毒，確診為第二型糖尿病。

根據醫院提供的資料，夏季新發的年輕糖尿病患者高達近百人，而多半的原因都是因為飲食結構不合理。醫師強調，天氣炎熱，人們自然會攝入較多的水分，但很多人不是喝白開水，而是喝含糖飲料；另有一部分人，以為用水果補充水分更健康，就把西瓜、鳳梨等照三餐吃，結果血糖越飆越高而不自知，等到吃多、喝多、尿多等三多症狀出現，才知道糖尿病已不知不覺上身。

第二型糖尿病的症狀其實並不典型，因此一般的患者不會及時發現，一旦血糖失控，延遲治療，容易引起糖尿病的急性併發症。因此，夏季水果尤其是過甜的種類，一定要適量食用，平時血糖容易飆高的人，要定期檢測血糖值。

## 2. 水果是否要削皮吃？

對人體有益、膳食中容易缺乏的鋅，以及可預防糖尿病的鉻，還有強力抗氧化劑多酚類，通常大部分含量都在果皮上。所以，要完整吸收水果全部的營養，最好連同果皮一起吃掉。但是部分水果的果皮有打蠟、農藥或重金屬汙染的疑慮，如果不放心，無法確認是否有這方面的正確資訊，那還是削皮比較好。

一項研究調查發現，在距離公路近的果園中，其所收成的水果，鉛含量會明顯上升，尤其在果皮部分，很明顯是受到汽機車排放的廢氣所致。那麼，哪些水果是必須削皮後才能食用呢？

❶ 白果。白果（又名銀杏）的果皮中，含有「白果酸」、「氫化白果酸」等有毒物質，進入人體後，會損害中樞神經系統，引起中毒。因此，在食用之前，需要先用開水燙掉外面的紅軟膜，去芯，方可食用。

❷ 荸薺。荸薺生長在水田中，它的果皮會聚集水中一些化學物質以及有毒生物的排泄物；另外，它的果皮中容易有寄生蟲，必須去皮才能食用。

❸ 柿子。柿子未成熟時，單寧酸主要存在於果肉中，成熟之後，則集中在果皮中。當其進入人體後，在胃酸的作用下，會與食物中的蛋白質起化合作用，從而生成沉澱物，也就是柿石。如果胃柿石無法被自然排出，就會造成消化道阻塞，出現上腹部劇烈疼痛、嘔吐、甚至嘔血等症狀。

以下，介紹一些吃水果時要注意的事項。

❶選擇有套袋的水果。這類水果的表皮乾淨，受到空氣和農藥汙染的影響比較小。

❷選擇有機認證的水果。這類水果可能個頭小、長得醜，又不太甜，但是吃了安心。

❸多吃國產水果，因為新鮮，沒有經過太多的處理。而一些遠道而來的外國水果，可能會打蠟或用保鮮劑，必須小心食用。

❹少吃季節不對的水果。商家可能為了提高商品的價值，並保持其水分，常常做過特殊處理。

## 3. 食用水果前需要注意什麼？

人們一直認為肉類和海鮮類是食物中毒的最大來源，然而，根據資料顯示，水果也是「罪魁禍首」之一，特別是在炎熱的夏季。因此，為了保證食用水果的安全性，我們要做到以下幾點。

❶接觸水果之前要用肥皂或者洗手液洗手；水果在食用之前，也要清洗乾淨。

❷部分水果需要在冰箱冷藏，勿與其他食物（包括蔬菜）混合存放。

❸可在室溫下保存的水果，也要選擇陰涼通風處，避免它太早腐壞或過於熟透。

## 4. 噴灑過農藥的水果該怎麼處理？

❶ 容易含有農藥成分的水果：如草莓、桃子等無法削皮或套袋者。

❷ 含有農藥的水果對於人體的傷害：不少研究證明，水果若有低劑量殘留農藥，經年累月的吃下肚，會造成內分泌系統受化學物質嚴重干擾、神經系統損傷，甚至有致癌風險；若是兒童，則學習能力、記憶力降低，智力受損。

❸ 含有農藥的水果是否能吃？營養專家曾經現身說法，雖然水果中可能有農藥殘留，但是它對人體健康的益處更大，只要正確地清洗或去皮食用，就能有效地降低農藥的危害。

水溶性的農藥，在浸泡、洗滌、水沖的過程中就可以去除，而脂溶性的農藥就得要用清潔劑來洗。所以在吃水果之前，還是要勤快點，花些時間先浸泡再沖洗吧。

## ∵ 葷菜中毒的解毒處理

許多人在平日飲食中，常常已是「無肉不歡」，更有甚者，戲稱「三日不吃肉，便覺面目可憎」。到了節慶假日，特別是過年的時候，更在飯桌處處可見葷菜料理。但是近日卻有葷菜中毒的事件發生，在這些病例中，最為常見的是烹飪加工方式的不當，未能將某些動物體內的有毒成分去除，而導致中毒。以下是幾個容易發生的中毒現象，要多留心注意。

## 1.魚類組織胺中毒

包括秋刀魚、沙丁魚、鰹魚、鯖魚、旗魚、鮪魚等，都含有豐富的DHA和EPA，吃了頭好壯壯。但是這些洄游性魚類，含有較多量的游離組織胺，一旦鮮度保持不良、魚肉開始發生腐敗，在細菌的作用下，就容易將組織胺釋放出來，達到一定量時，即會造成中毒。

魚類組織胺中毒，通常在食用後的半小時到數小時內，才會開始出現症狀。主要有：臉紅、頭暈、頭痛、心跳加快、脈搏加快、胸悶、呼吸窘迫等，部分病人還會出現眼結膜充血、瞳孔散大、視線模糊、臉部發脹、唇部水腫，口、舌以及四肢發麻、噁心、嘔吐、腹痛、蕁麻疹、全身潮紅、血壓下降等。

但因人體具有代謝組織胺的途徑，即使沒有藥物治療，患者也能在二十四∫四十八小時內自動痊癒。

## 2.蟾蜍中毒

蟾蜍，俗稱癩蛤蟆。顧名思義，就是長得醜陋，皮膚又布有許多突出顆粒狀的疙瘩，還會分泌劇毒的黏液，「連卵都有毒」，實在不討人喜歡；別看牠個頭不大、四肢肥短，牠的毒素可厲害呢！曾經看過小狗玩弄蟾蜍，鬥累鬥煩後，一口咬下去，但馬上口吐白沫，趕緊將牠吐出來；從此以後，這條狗狗對蟾蜍敬而遠之，可見其毒液的威力。

中毒案例多是將其誤認為青蛙煮來食用，其發生的主要症狀，出現在消化系統、呼吸及循環系統和神經系統上，一般有劇烈的噁心、嘔吐、腹痛、腹瀉；或者胸悶、心悸、發紺、心律不整，嚴重者會昏迷，甚至呼吸或循環衰竭而死。

誤食蟾蜍，要盡快採取催吐、洗胃、導瀉、灌腸等方法來快速排除毒素。另外，如果是皮膚接觸到蟾蜍的毒液，要立刻用溫開水沖洗，並儘速到醫院就診。

## 3. 河豚中毒

民間曾有「拼死吃河豚」、「不吃河魨，焉知魚味；吃了河魨，百魚無味」之說，日本人更是發揮到極致，認為河豚肉細嫩鮮美，就算有危險，也要一嘗。

河豚，又名河魨、氣泡魚，能夠將大量的水或空氣，吸入極具彈性的胃中，使身體膨脹數倍，某些種類身上還有刺，藉此來嚇阻掠食者，使其難以吞食。

但是，河豚體內含有兩種毒性極強的物質，就是河豚毒素和箱豚毒素，主要集中在卵巢和肝臟中，其次是在皮膚、血液，有些魚肉也會含有這類物質；它的化學性質穩定，耐酸、耐高溫，不耐鹼，一般的烹飪方法都無法將其破壞。一旦進入體內，會嚴重麻痺神經系統，死亡率極高。

吃河豚中毒後，發病過程非常短暫，最快的只有十幾分鐘，稍慢者，不超過三小時，就會出現明顯的中毒症狀。一開始，腹部會感到不適，口、唇、舌尖、指端麻木，四肢乏力，繼而出現四肢麻痺、嘔吐、腹瀉、血壓下降、昏迷，最後導致死亡。

為了防止葷菜中毒，我們應該在日常生活中注意以下事項。

❶養成飯前、便後洗手的習慣。如果外出吃飯不方便洗手的時候，可自行攜帶乾洗手（建議挑選酒精濃度七十～七十五％的產品）。

❷要保證餐具的清潔。最好每個人都備好自己的環保碗筷，而且在飯後把碗筷洗乾淨，擦乾收起來。

❸注意食品衛生。儘量吃新鮮、現炒現做的葷菜，不要因為節省，食用變質、或有腐敗味道的葷菜。

❹生、熟要分開。切過生食的菜刀和砧板一定不能再用來切熟食，摸過生肉的手要洗乾淨再去拿熟肉，避免生熟食品交叉汙染。

❺對於不熟悉的野生動物，不要隨意獵捕食用。

❻若因中毒需服用藥物，一定要遵照醫師的囑咐；同時告知醫師過去病史，或正在服用哪些藥物，以利其做適當調配刪減，避開交互作用。

## ∵ 蚊香中毒的解毒處理

天氣熱除了心情容易煩躁外，另一個討厭的東西就是蚊子。市場上也順應推出各種對付蚊子的妙招，而蚊香一直都是歷久不衰的第一線武器。

### 1. 蚊香的毒性

蚊香產生作用的基本原理，在於其燃燒過程中，產生一種菊酯類（右旋烯丙菊酯和丙炔菊酯）的物質，然後以氣溶膠的狀態進入蚊蟲的呼吸系統，導致其死亡。但通常的情況是，產生煙霧的驅蚊效果大於滅蚊效果。

網路上關於蚊香的毒性，有許多傳言，比如「一盤蚊香等於六包菸」，這其實是沒有科學依據的。香菸有百害無一利，其所含有的尼古丁、焦油等成分，會嚴重傷害身體健康，但蚊香在發明之初，是以保護人類免於蚊蟲叮咬為目的。

也有人言之鑿鑿：「長時間待在點燃蚊香的房間會中毒。」那麼，蚊香真的有毒嗎？蚊香的毒性有多大？

市場上的蚊香一般分成兩種，一種是以除蟲菊等作為代表的草藥製成，另一種則以化學殺蟲劑為原料製成，這些化學殺蟲劑本身是有毒性的，點燃後，一旦長時間吸入就會出現頭昏、噁心、無力的症狀。但有毒的蚊香在市場上是禁止販售的，因此，消費者在購買時，一定要選擇標示齊全的驅蚊產品，不可因貪圖便宜而誤用偽劣或假冒的產品。

那麼，市面上以草藥成分為原料的蚊香，有沒有毒呢？

這類蚊香主要有三種，其中，含有機磷類的毒性最大。有機磷主要是敵百蟲和害蟲敵等；次之是氨基甲酸酯類，如混滅威等；第三種是菊酯類，也是最常見、最普遍的，主要包括丙炔菊酯、氯氟醚菊酯等，這些成分多數屬於低毒性。

因為蚊香成分不盡相同，因而燃燒產生的有害氣體也不同，一般而言，直徑小於二．五微米的顆粒物質（PM2.5）是最常見的，這種超細微粒會被人體的呼吸系統吸入，並作用於呼吸道。市場上劣質的蚊香，在燃燒時會產生多環芳香烴、甲醛、乙醛以及苯，這些都屬於有毒氣體，在封閉的空間中點燃，人會出現中毒的症狀。

一般家用蚊香的有效成分，主要是擬除蟲菊酯，實際上是一種低毒高效的物質。以草藥為原料的殺蟲劑，在點燃時散發出的煙霧，能夠麻痺蚊蟲的神經而導致其死亡，對人體健康的傷害度幾乎為零。幾乎為零的意思是，它其實是有毒的，但危害性微乎其微。

## 2. 蚊香的種類

❶ 盤式蚊香。優點是驅蚊效果良好且穩定，無須任何電源，價格為一般家庭接受。缺點在於無法保證點燃一次可使用多久；煙霧還是會汙染空氣；明火點燃，存在發生火災的危險性。使用時切記要讓房間通風良好，有嬰兒或孕婦儘量避免點蚊香。

❷電蚊香片。優點在於無煙、無異味、無灰，也無汙染，安全又衛生。缺點在於剛使用時藥效良好，一段時間後，殺蟲劑揮發殆盡，藥效變差。

❸液體電蚊香。優點和電蚊香片相同，但使用時間更久、藥效更穩定。

### 3. 防止蚊香中毒的注意事項

❶蚊香的選購知識。早在二〇〇四年，蚊香就已經被列入農藥管理範疇，對於其毒性，有關部門也有強制規定。

預防蚊蟲叮咬，最好的方法是選擇「電蚊拍」等安全無毒副作用的產品；如果要選用蚊香，一定要看清楚標示，如以下提醒。

第一，包裝盒上要有公司名稱、廠址、生產日期、有效日期、成分、執行標準、農藥登記證等事項。

第二，注意生產日期。生產日期越近，驅蚊的效果就越好。

第三，看外觀。合格出廠的蚊香應該是經過精細的加工，色澤均勻，抗折能力強，燃燒時間穩定；而劣質蚊香一般是表面粗糙，容易產生折斷、熄滅的現象。

第四，從前述三點都無法辨別是否屬於安全合格的產品時，則要觀察點燃後的反應。合格的蚊香點燃後，煙霧輕淡，氣味也不濃，同時伴隨著一股自然的草藥清香；而有毒的蚊香在打開以及點燃的過程中，都會有一種刺鼻的味道，聞久了還會有心悸、胸悶等不良的身體反應。

❷蚊香的正確使用方法。當然，最好是儘量少使用。夏季驅蚊，宜用安全天然的方法，如使用蚊帳或紗窗，把蚊子隔絕在外；或者在臥室裡，放置開蓋的清涼油或者風油精。其次，如果要使用蚊香，一定要開窗戶，讓空氣流通。

蚊香最好放在房子周圍、門口或空氣流通的區域使用。傍晚時分以及天黑之前是點蚊香、驅蚊效果最佳的時機。盤式蚊香適合在蚊蟲較多的地方使用。

點燃的蚊香不要放在頭部附近，嗆鼻之外也容易干擾睡眠或刺激呼吸道。家庭中有嬰幼兒、孕婦、老人或是哮喘病人時，最好不要使用蚊香，或改用電蚊香片、液體電蚊香等，它們的有效成分和盤式蚊香一樣，但有氣味淡、刺激性小等優點。

## 4. 蚊香中毒之後的應急措施

首先，如果出現頭暈、噁心、無力等症狀，無論輕重，請立即去醫院檢查治療。其次，如果蚊香碎末不小心跑進眼睛，也請馬上去醫院就醫。

## 5. 蚊香的保存方法

蚊香應該貯存在乾燥、陰涼、通風，遠離火源和熱源的地方，防濕防潮；也不能和食物、飲料或寵物飼料等混合貯存；切記，要放在嬰幼兒觸摸不到的地方。

# 四 輕心理：還心靈乾淨，與自己和好

## ∵電腦狂暴症的自我疏導與調節

曉琳在某公司從事文案工作，上班時間離不開電腦，下班以後仍然在網上看電影、聊天，同事、朋友都開玩笑說電腦就是她的「另一半」。但是不久前，曉琳卻對她心愛的「另一半」莫名其妙地大動肝火，甚至破口大罵，將滑鼠與鍵盤摔得乒乓作響。一向溫柔客氣的她，竟然還把氣發洩到同事身上。

「我就是控制不住自己，那段時間看到電腦就煩，也不想上班，滿肚子火，甚至一見電腦就想砸，幸虧當時同事制止，不然我們辦公室的其他幾台電腦，可能都被我砸爛了……」曉琳對自己的行為非常後悔，但不明白自己為什麼會變成這樣。

事實上，曉琳得了「電腦狂暴症」。

「電腦狂暴症」的病因，一般來自電腦出現故障後產生的沮喪和焦躁，症狀主要表現為向電腦發洩無名怒火，或將不滿轉嫁給同事，甚至其他不相關的人。

國內某心理醫療機構曾對一千五百名白領階級做過調查，這些人的工作都以和電腦打交道為主。調查報告顯示，「電腦狂暴症」在辦公室中已相當普遍。因為有五分之四的調查對象表示，他們在日常工作中，都發現過同事有向電腦發洩暴力的傾向。另有一半以上的人承認，在電腦出現故障時，他們會感到緊張、焦慮，煩躁不已。

調查還指出，年輕人更容易產生毀壞電腦的傾向。在二十五歲以下的調查對象中，四分之一承認曾經對電腦「動粗」，約有六分之一表示他們曾因電腦故障，而想向同事或辦公用具發火。「電腦狂暴症」患者在沮喪焦躁的情況下，有的會憤而拔掉電源插頭，有的一怒之下甚至將鍵盤扔出窗外。

為什麼會出現這種情況呢？

現代都市族群的生活壓力大，工作節奏快，而電腦發出的微波，對人體也有一定影響，如果較長時間處於這一環境，就容易引起中樞神經失調。然長期面對電腦，思維模式錯位容易造成心理失衡，喪失自信，從而加重內心的緊張、煩躁和焦慮，最終導致身心疲憊不堪。換言之，人失去了對電腦的主宰能力，反被電腦所控制，這是「電腦狂暴症」的深層心理病因。由調查結果來看，此種症狀對於白領所造成的不良影響，已經到了不容忽視的地步。

要防止和減輕「電腦狂暴症」，上班族必須先做好自我心理調適，改變思維模式，並在此基礎上圓融人際關係，積極營造一個和諧、愉快的工作環境。

其次，應加強自我保健意識，採取必要的預防措施。譬如，在工作間隙注意適當的休息，平日加強體育鍛鍊，多吃富含維生素和蛋白質的食物等。

再來，定期進行身體檢查和自我心理測定。一旦發現生理、心理上可能有不正常的狀態，請儘速在一段時間內適當調整工作，使症狀得到緩解。

## ∵路怒症的自我疏導與調節

某家媒體曾報導這樣一則新聞：

二〇一四年三月二十三日晚六時三十分許，一一〇接到報案電話：我在高速公路ＸＸ路段附近遭到大貨車司機的槍擊，後擋風玻璃全碎。

槍擊？案情重大，警方立即指示巡邏車展開搜索，並調派警力趕往增援。約十分鐘後，第一輛巡邏車發現報警的貨車，接下來，又在前方發現嫌疑大貨車，正在疾馳。

巡邏警車立刻前往攔阻，要求停車受檢。晚六時四十五分，在ＸＸ匝道出口，兩輛貨車先後被警方截停，大批警力隨後趕到，控制了車內人員。

警方將兩車帶離高速公路進行調查，受害貨車的後窗玻璃被擊破，玻璃四周的金屬板上還有多處圓形凹痕，車內有多顆鋼珠。

警方仔細搜查了嫌疑大貨車，沒有發現鋼珠槍，但找到了一把彈弓和一些鋼珠，經測量，鋼珠的直徑為〇．九五公分。

嫌疑大貨車和受害貨車車上，皆只有兩個人——司機和助手，警方對四人分別進行盤問，很快查明事情經過。

原來，當天下午五時許，兩車行駛至高速公路〇〇路段，受害貨車司機劉某看見前方外側車道正在施工，便緊急向左切，但沒有提前打方向燈。

嫌疑大貨車司機張某嚇了一跳，不得不踩剎車避讓，無形中心裡燃起一把怒火，加速追上了劉某，並在超車後報復性地突然切進其車道。劉某也嚇了一跳，放慢速度，但是左後視鏡還是被碰歪。眼看對方並無歉意而是揚長而去，劉某加速欲反超，不料，對方左右搖擺，始終擋在車前。

劉某被激怒了，找到一個機會，從右側路肩強行超車。兩車再次並行，劉某示意對方停車，賠償自己的後視鏡，但張某毫不理會。

隨後，兩車在高速行駛中逼搶追逐，由於張某的車載重較大，長時間落於下風，便由助手掏出隨車攜帶的彈弓、鋼珠，在接近前車時，上身探出窗外，連續發射二十多顆鋼珠，打破了劉某的後擋風玻璃，也讓被害人誤以為遭到槍擊。

也許有人要說，這兩個開車的司機涵養太差，但事實上這是一種心理障礙，即「路怒症」，坊間則稱其為「帶著憤怒去開車」，包括粗鄙的手勢、言語侮辱、故意用不安全或威脅安全的方式危險駕駛等。

這種怒火會突然爆發，開始罵人、動粗，猛烈程度往往讓人意外，甚至毀損他人財物。許多「路怒症」還伴有其他情緒失常，比如情緒低落、工作積極性不高，甚至是食慾不振、失眠等，在醫學上被歸類為「陣發型暴怒障礙」。

可以理解的是，駕駛是一種重複、枯燥且風險高的工作，尤其是長時間的開車，更會令司機的情緒一直處於緊張、壓抑狀態，所以一旦遇到緊急情況，脾氣難免爆發。然而即便如此，也需要做到「感覺怨怒而不動怒」，因為這是對於生命的愛護，開車族必須做到不帶憤怒上路。

其實，影響駕駛心情的多半不是因為車或路本身，而是心態。開車也要學會如何調節自我的心理，在狹窄的路口，大家如果都謙讓些許、互相理解就能減少很多麻煩；遇到堵車或不講道理的車主，要能克制情緒，只需等待幾秒，對方的車就會過去，糟糕的路況也會結束，憤怒情緒也就消散了。當長時間的駕駛令你感到心煩意亂時，不妨聽聽音樂，嚼一粒口香糖，或是將車開到休息站小憩一下，都有助於轉換心情。

總而言之，開車族必須要懂得自控，心情不好時千萬不要開車。如果連續兩周有嚴重的情緒失控、失眠、食慾不振等症狀，應及時到醫院尋求專業醫師的幫忙。

## ∵孤獨症的自我疏導與調節

麥可・傑克森走了，眾所周知，這位世界級偶像的人生並不快樂，他不只一次說過：「我是人世間最孤獨的人」。

他說：「我根本沒有童年，沒有耶誕節，沒有生日。那不是一個正常的童年，因為應有的快樂都沒有！」

五歲那年，父親將他和四個哥哥組成「傑克森五兄弟」樂團。童年時光只有「從早到晚不停地排練、排練」，沒完沒了。在人們盡情娛樂的周末，他四處奔波，直到星期一的凌晨四五點，才可以回家睡覺。

童年的麥可，努力想得到父親的認同，他「八歲成名，十歲出唱片，十二歲成為美國歷史上最年輕的冠軍歌曲歌手」，卻仍得不到父親的讚許，還是時常遭到打罵。

心理學說：十二歲以前的孩子，價值觀、判斷能力尚未建立，或正在完善中，父母的話就是權威。當他們不能達到父母過高的期望而被否定、責怪時，即便再有委屈，但內心深處仍然堅信父母是正確的。麥可長大後的「強迫行為、自卑心理」等，和父親當時的否定評價有關。

父親不時嘲笑他：「天哪，你的鼻子真大，這可不是從我這裡遺傳到的！」麥可說，這些玩笑讓他非常難堪，「想把自己藏起來，恨不得死掉算了。但我還得繼續上台，接受別人的指指點點。」

其後，麥可的「自我傷害」，即多次忍受巨大痛苦整容，和童年的這段經歷有關。

麥可在《童年》中唱道：「人們認為我做著古怪的表演，只因我總顯出孩子般的一面……我僅僅是在嘗試彌補從未享受過的童年。」

「我從來沒有真正幸福過，只有演出時，才有一種接近滿足的感覺。」曾任麥可舞蹈指導的文斯．派特森說：「他對人群有一種畏懼感。」

在家中，麥可時常向他崇拜的「戴安娜（英國黛安娜王妃的人體模型）」，傾訴自己的膽怯感以及應付媒體時的惶恐與無奈。

他和貓王的女兒莉莎結婚，轟動了全世界，但兩人的婚姻生活並不愉快。莉莎說：「對很多事我都感到無能為力……感覺到我自己變成了一部機器。」一九九六年，他又與黛比結成連理，但幸福的日子也不長，一九九九年兩人離婚；之後，他又與布蘭妮交往甚密，但布蘭妮卻一直強調：我們只是好朋友。

麥可直言不諱地承認：「沒有人能夠體會到我的內心世界。總有不少的女孩，試圖把我從房屋的孤寂中拯救出來，或者和我一道品嘗這份孤獨。我卻不願意寄望於任何人，因為我深信，我是人世間最孤獨的人。」

很明顯的，造成這位天王巨星不幸人生的因素有很多，正是這些因素導致他成了「人世間最孤獨的人」，並且孤獨地走完一生。

在這個世界上，孤獨的人很多，又或者說，每個人或多或少都有些孤獨感，然而，千萬不要讓孤獨成為一種常態，這不正常！

沉溺於孤獨的人害怕與人交往，有時會莫名其妙地將自己封閉起來，逃避社會，畏懼生活，孤芳自賞，無病呻吟。他們沒有朋友，更沒有知心的朋友；他們喜歡自己更勝過喜歡別人，有些「自戀」的味道；他們骨子裡是自卑的，總是擔心不被別人接受，索性拒絕和其他人接觸；他們多以家為世界，以電腦、電視為朋友，只有宅在家裡才心安，離開了這個環境，就會感到不安全；他們根本不懂得、也不知道如何填補自己的心靈空虛。

在現代社會，都市的水泥叢林逐漸使人際交流生疏，鄰里關係喪失，人與人之間的距離越來越大。在這樣的環境中，每個人或多或少都有一些孤獨性格、孤獨情緒。同時，機械化的生活模式，也使得人們缺少足夠的時間與精力培養人際情感，往往交際就只是為了應酬，喝酒就只是為了買醉，回到家中倒頭就睡，以此來逃避惹人心煩的瑣事。「孤獨一族」的成員正在不斷發展壯大……

這已發展為現代人需要正視的問題，雖然說短暫的或偶然的孤獨，不會造成心理行為紊亂，但長期或嚴重的孤獨，卻可引發某些情緒障礙，讓人生病。孤獨感還會增加與他人和社會的隔閡及疏離，而隔閡及疏離又會強化人的孤獨感，久而久之勢必導致個人的身心失常。

那麼，該如何來挽救呢？

### 1. 學會愛並享受愛

馬斯洛的理論告訴我們：沒有「愛」，就沒有「自我實現」。愛的滋潤，是生命成長的核心。人只有被愛、被接納、被歸屬、被承認，才能產生安全感，才有自信大膽地去探求外部世界，成熟到足以融入社會中。所以要開放自我，真誠、坦率地對待他人，主動接近與關心，擴大交往圈，孤獨感自然消退。

### 2. 恢復理性

對於自卑造成的孤獨，要理性地反省，認識自己腦袋中那些非理性觀念，並有意識地加以改變。從小事做起，培養自信心，逐步地走向成功。同時也要明白別人並非都討厭自己，要勇於敞開心扉和他人交往，當人體驗到交往的快樂時，一個新的自我就代替了孤獨。

## ❖自閉性格的自我疏導與調節

媛媛的丈夫兩年前不幸過世，她悲痛欲絕，自那以後，便陷入了一種孤獨與痛苦之中。在丈夫離開一個月後的某天，她向醫生求助，「我該何去何從？我還有幸福的日子嗎？」

醫生說：「你的焦慮是因為自己身處

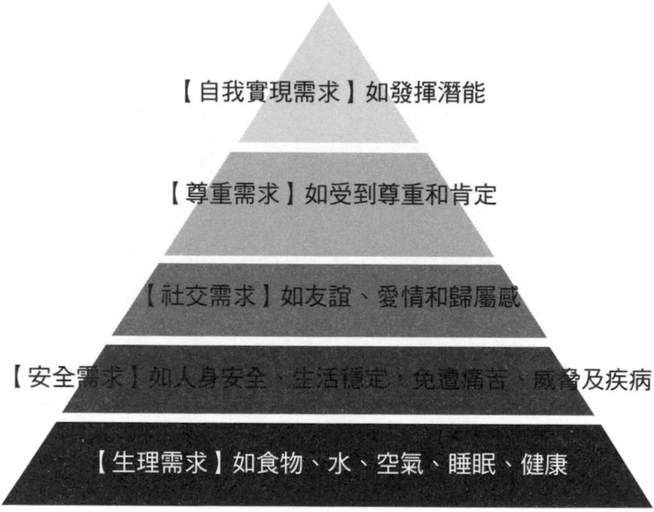
【自我實現需求】如發揮潛能
【尊重需求】如受到尊重和肯定
【社交需求】如友誼、愛情和歸屬感
【安全需求】如人身安全、生活穩定、免遭痛苦、威脅及疾病
【生理需求】如食物、水、空氣、睡眠、健康

不幸的遭遇之中，因為三十多歲便失去伴侶，自然令人悲痛異常。但時間一久，這些傷痛和憂慮便會慢慢減緩消失，你也會走出痛苦的陰影，開始新的生活。」

「不！」她絕望地說道，「我不相信自己還能有什麼幸福的日子。我已不再年輕，身邊還跟著一個七歲的孩子。我還有什麼夢想可以期待呢？」她變得鬱鬱寡歡，脾氣暴躁，臉部一直緊繃。沒有人能夠真正走進她的內心，她的世界。

人在不開心時，偶爾給自己一個獨處的空間無可厚非，但如果將這種行為長久持續下去，就是一種心理障礙了。事實上，現代人已經越來越習慣將自己封閉起來。不知從何時開始，人們對外面發生的事情心懷恐懼，不願意與別人溝通，也不想了解原委，只將自己的心緊緊地封存起來，生怕受到一點傷害。

自閉性格的人經常會感到孤獨。有些人犯過一些「小錯誤」，但由於道德觀念太強烈，導致自責自貶，看不起自己，甚至辱罵、討厭、摒棄自己，總覺得別人的眼光都是異樣的，於是深居簡出、與世隔絕；也有些人非常注重個人形象，總覺得自己長得醜，這種自我暗示，使得他們十分在意他人的評價及目光，最後乾脆拒絕出門；另外，還有些人由於幼年時期受到過多的保護或管制，內心比較脆弱，自信心也低，只要有人說點什麼，就亂對號入座，心裡緊張起來。

一個封閉自己的人，他的心永遠找不到屬於自己的快樂和幸福，儘管那一切近在眼前，但是不打開那道封閉的門走出去，將什麼也得不到。人生是短暫的，我們需要三五知己，需要去嘗試悲歡離合，才不枉此生。沒必要在自我恐懼中掙扎，更不需要過於小心翼翼地活著，想做什麼就去做，想說什麼就去說，這樣心情才會愉悅起來，生活才不至於因為自閉的單調而失去意義。

自閉性格是心靈的一把鎖，是封閉自己所有融入群體的機會，也會讓周圍的親朋好友擔心煩惱。總而言之，自閉性格會葬送人一生的幸福。所以，我們應該勇敢地從陰霾中走出來，去享受外面的新鮮空氣與明媚陽光，在這個生活節奏不斷加快的現今社會，只有掙開枷鎖，走入群體，才能找到真正屬於自己的那份自信、幸福和快樂。

自閉性格總是帶來無法擺脫的沉重陰影，讓我們關閉情感的大門。沒有交流和溝通的心靈只能是一片死寂，所以一定要打開自己的心門，並且從現在開始。

其實，只要願意打開那扇窗，就會看到外面的世界是多麼絢爛；只要願意敞開心扉，就會看到身邊的朋友和親人是多麼友善。人生是如此美好，怎能在自我封閉中自尋煩惱？我們活著，永遠要追尋太陽升起時的第一道光。當我們真正卸掉了自閉這道心靈的桎梏，用愉悅的心情迎接美好的未來，你就會發現一個不一樣的世界，一個處處充滿友善和溫暖的環境。

## ∵創傷症候群的自我疏導與調節

姚微和先生經營一家建材行，生意一直不錯，小有積蓄，然而她的情緒卻屢屢處於不穩定狀態，一個人的時候常會哭泣。

她覺得身邊沒有人了解自己，沒有自我價值感，生活毫無意義可言。這一段時間，她感覺已經無法控制情緒了，每次發作，就好像變成另外一個人，滿腦子都是丈夫如何虧待她、騙她，甚至認為他和婆婆母子倆要害自己。情緒來時如洪水猛獸，去時也退得快，事後又非常後悔，不知自己為何會變成這般模樣。平均每周三～四次，讓姚微痛苦不堪。

她出生在一個富有的家庭，父親算得上是當地的成功人士，但性格暴躁，唯我獨尊，對姚微的管教非常嚴厲，經常斥責，亦有打罵。母親的脾氣也不好，父母經常吵架。姚微從小就很怕他們，唯恐父母不順心就拿自己出氣。到了青春期以後，父母不允許她單獨出去玩，不管是男同學還是女同學。放學以後必須準時回家，不然會受到懲罰。這使得她從小就很乖順，不諳世事，愛幻想。

剛出社會工作，就交了第一個男朋友，雖然父母明確表示反對，但她終於自己做了一回主，在父母的責罵聲中離家，跑去和男友同居。最初兩個月，兩人關係還算融洽，之後，開始爭吵，男友罵她、羞辱她，甚至還動手打她。她要離開，他跪下來求她，情真意切，痛哭流涕。她心軟了，想到平時的他真的很體貼，滿腦子又浮現他的好。

這是她的初戀，當然很珍惜這段感情，然而他總是時好時壞，好的時候很好，壞的時候真壞，簡直不可理喻。就這樣，他們在一起互相折磨了六年，她再也無法忍受，最終提出分手，他當然不願意，但她心意已定。

姚微逃離了那座城市，兩年前，結識了現在的丈夫，她覺得這個人很可靠，性情溫和，第二年就結婚了。

家庭中的瑣事影響到她的情緒，也勾起她的回憶。她轉換一個城市，原想與過去做個了斷，擺脫心中的陰霾，然而這道陰霾卻越來越重，越想忘記，越揮之不去。她為此常在夢醒時分輕輕抽泣，莫名其妙地對丈夫發火。丈夫不理解她為什麼會這樣，問她時，她又不願意講，怕被知道過去。有時丈夫保持沉默，她就更火大，更傷心。她會不知不覺地拿前任與現任做比較，總覺得現在的丈夫沒有前任男朋友那樣體貼、細心，她知道不應該這樣，但總是無法控制自己。

婆婆現在獨居，母子兩人都相互關心，兒子考慮母親一個人可能會孤獨，經常打電話問候，時常陪她聊天。就因為這一點，她非常煩惱、生氣，總覺得婆婆搶走了丈夫對她的愛，她不願意與人分享。逐漸地，她的鬱悶發展成猜疑，她覺得兩個人如此頻繁地通電話，是在合謀要害她，她開始懷疑丈夫當初和自己結婚是有所圖，確切地說是為了她的錢。冷靜下來，她也知道自己的想法不可理喻，但她無法自控。

從姚微的感情生活來看，她的遭遇是不幸的。過嚴的家庭教育、缺乏溫情的成長環境，造就了她單純無知的心，也在某種程度上註定了她的經歷。透過人格特徵，基本可以判斷她的前男友具有偏執型人格障礙。可是她並不了解，還忍受了六年不堪回首的生活。這六年中，她始終被要求按他的意願行事、照他的想法生活，她幾乎喪失了自我。

雖然她猛然覺醒，斷然離去，然而，她單純如白紙的一個人，已經被偏執的前男友所圖畫，她的人格被「同化」了。正因如此，她變得敏感、多疑、自我為中心。不去理解別人，依賴性強，希望被關注。

姚微所表現出來的，是典型的「創傷症候群」，帶有很強的偏執色彩，既跟別人較勁，也跟自己過不去。以往的事情，在她內心留下了嚴重的創傷，大多時候，她會本能地壓抑對這件事情的擔心、恐懼和憤怒，但結婚後的家庭生活，激起了那次創傷的回憶，以至於失控。

客觀地說，有過異常痛苦的經歷，產生一點偏激的想法也屬正常，說說狠話、怪怪別人，發洩一下也就算了，千萬不要讓這些痛苦停留在自己的潛意識中，使之成為揮之不去的夢魘。別讓自己的身心，一觸碰到愛情就亮起紅燈。在這個世界上，最可怕的心理就是「不信任」；不信任這個世界，就等於把自己隔離，偏執、孤獨、焦慮、痛苦隨之而來。

對於姚微而言，她現在最需要的是內省，正視自己的心理障礙，好好想想在目前這段感情裡，自己發生了什麼問題，導致如何的偏執，主動接受治療，讓自己從陰霾中走出來，成為心靈上的強者。

## ∵ 職場憂鬱症的自我疏導與調節

周發群任職的公司，在食品業頗有名氣，能爬到這個位置，是因為他的「海歸派」身分。周發群學歷高，雖然離開北京已有數年，但生活了幾十年的熟悉環境和人脈關係，還是讓他在很短的時間內，成功地坐上這個令人羨慕的職位。

在旁人眼中，他是個能幹、有智慧、風度翩翩、學識淵博的標準高級白領，臉上始終保持著優雅的微笑，說起話來睿智而不失幽默，商場上的爾虞我詐，從來都未讓他有半點失態，他的優雅和從容，似乎是與生俱來的。但是，在優雅從容背後的壓抑、彷徨和擔憂，只有周發群自己知道。

這幾年來，他已經習慣被人讚揚，聽順讚美的話，讓他不知不覺中，帶上了厚重的面具，把自己的弱點，深深地藏在面具後面，努力把最光鮮的一面，呈現在外人面前，他變得沒有個性，沒有自我，只剩下一個大家都認同的軀殼。

他覺得累，卻不能露出疲倦，沒完沒了的工作壓得他喘不過氣來，無論身體情況如何，他都必須將工作做得盡善盡美，因為這樣才是別人心目中認可的他；他覺得煩躁，卻依然要保持優雅；他感到緊張，卻只能表現從容。

雖然他有傲人的業績，讓人羨慕的學歷，還有令人既嫉妒又羨慕的才能，但競爭的激烈，新人輩出，讓這個優秀的男人同樣感到危機。他緊張、焦慮，他的從容保持得有多累、多苦，只有他自己知道。無奈、鬱悶和一切不如意，只能向家人發洩。父母看著一向優秀、溫文儒雅的兒子突然變得粗暴，不可理喻，他們很難接受，常常會不自覺地搖頭嘆息。

每當這個時候，周發群都會儘量避開，因為他不忍心看到父母這種表情；他內疚，但不能表露，因為他害怕父母的詢問，而他又無法說清如此變化的原因。他也想找朋友去喝杯酒、聊聊天，或者一起去打球，將心中的鬱悶發洩出來，但一天十幾小時的工作，根本就沒有給他留下空間；他迫切地想放鬆、想逃開，但現實讓他連逃脫的勇氣都沒有。他很清楚自己可能有心理疾病，但卻無能為力。他只知道某一天，自己終將潰敗。

近來，他的睡眠品質日益變差，注意力也無法集中，整天感到頭暈、疲乏，精力大不如前，服用藥物也無法減輕痛苦，最後不得不回家休息。他懷疑自己患了不治之症，竟想透過自殺來解脫，幸好被家人及時發現，才避免了悲劇的發生。

事業有成，原本是件令人羡慕的好事，然而在現代社會，卻有越來越多的成功人士被成功所累，罹患憂鬱症，痛苦得無法自拔，甚至錯誤地認為，只有離開這個世界才能得到解脫。

工作環境的競爭壓力確實很大，白領人士除了努力投入，對自身的期望值又很高，往往搞得自己像機器人一樣忙碌不停，如果心理素質不夠強大又得不到紓解，難免會罹患心理疾病。所以提醒職場上班族，要學會忙裡偷閒，當感到壓力太大時，不妨暫時丟掉一切工作和困擾，徹底放鬆身心，讓精力得到恢復。

此外，應注意保持正常的感情生活。事實表明，家人、戀人、朋友之間的相互關心和愛護，對於人的心理健康十分重要。遇到衝突、挫折和過度的精神壓力時，要善於表達並想辦法排除，如參加聚餐、社交、旅遊活動等，藉此消除負面情緒，保持心理平衡。

## ∵憂鬱症的自我疏導與調節

陳女士是個典型的江南美女，聰明、能幹、事業心強，將自己的工作室經營得有聲有色，與家人的關係也很融洽。但事業版圖擴大以後，應酬多了起來，需要經常出去喝酒，有時還遭遇到性騷擾，這讓她非常難過，回家向老公訴苦，反而引起老公的誤會，罵她自己不檢點，才會引來麻煩。

在工作與家庭都不順心的情況下，陳女士逐漸對生活感到力不從心，慢慢地腦袋也遲鈍了，做事也不靈光了，生意因此一落千丈。有時因為工作的原因批評了下屬，回到家中卻要自責很久，認為自己亂擺架子。漸漸地，老公及孩子都開始疏遠她，認為她有病。

後來，她開始失眠，每天睡覺的時間越來越少，慢慢發展到服用安眠藥也無濟於事。在連續兩周徹夜不眠後，身體終於崩潰，不得不放棄事業，開始在家休養。

病休之初，以為只要好好休息，恢復睡眠即可。豈知越來越惡化，每天都睡不著。每次都是在困倦昏沉到即將入睡之際，會突然心悸，然後驚醒。當時，她給一個朋友發簡訊描述說：「感覺有一個士兵在把守城門，當睡意來臨，就用長矛刺向心臟，把睡意驚走。」

在失眠的同時，身體症狀開始出現。頭痛、頭暈、注意力無法集中，沒有食慾，思維遲緩，做任何事情都猶豫不決。明顯覺得自己變傻了。

再後來，她開始出現輕生的念頭，並設計了多套死亡方案，譬如躺在玫瑰花中死去……

其實，對於她的治療方法，最好就是藥物加認知治療；藥物可以穩定她的情緒，認知療法可以幫助她正確地看待生活及工作中的人和事。當然，如果她的家人能夠給予她更多的理解和支持，在她困惑時多多開導，效果會更好。

關於藥物治療，我們還是交給專業的醫師來做。在這裡，主要講一下冥想認知療法。所謂冥想認知療法，就是改變人的精神狀態，以此消除憂鬱的一種方式。在冥想的過程中，人的反省能力會有所增強，對事物的看法，會隨著冥想的深入逐漸清醒或有積極的作用。

找個靜謐的所在，播放一段優雅、舒緩的輕音樂，靜坐，在腦袋中想像一個輕鬆愉快的場景。一邊聽著自己的呼吸，一邊冥想著潮起潮落、白雲悠悠：每一次呼吸，緊張都會隨潮水退去，每一次呼吸，都是一陣風捲雲舒；想像海浪正隨著呼吸節奏，輕柔地拍打海岸，你感到很輕鬆，彷彿白雲也離自己越來越近……彷彿自己變成了一朵白雲……慢慢飄起來……飄起來……你躺臥在潔白的雲堆，做著一個美麗的夢，手很輕鬆，手飄起來了，腳很輕鬆，腳也飄起來了……

這種冥想可以使壓抑和煩悶的情緒得到釋放，有效地舒緩肌肉和神經緊張。在冥想時，要摒除雜念，使自己處於一種儘量放鬆的狀態，它可以讓憂鬱造成的精力貧乏和索然無味的身心，在這段時間內重新恢復到正常狀態，能夠消除較輕程度的精神憂鬱。

當然更重要的是，要找出自己的壓力源頭，學習如何抵抗，進而解決，才能避免它如影隨形，壓得人喘不過氣來。現實生活中，憂鬱症患者常為情、財、事業等問題所困，導致自殺，但無論是何種原因，歸根究柢，就是人們常常不懂得適時放下，也就是遇到困境無法轉換光明、正向的念頭。如果遇事

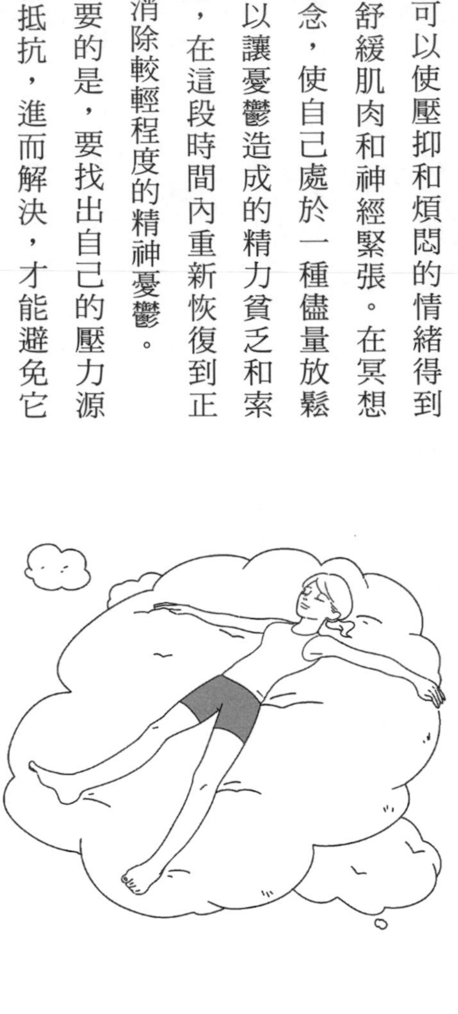

多往好的一方面去考慮，那憂鬱、心結自然也就解開了。

說得更直白一些，積極冥想就是要人凡事都往好處想。有一點毫無疑問，誰都不希望自己的人生在痛苦中度過，但如果腦子裡裝滿對這個世界的憤憤不平、裝滿對人生的消極程式，試問何處又能盛裝快樂呢？其實只要心態積極一點就會發現，每個人的生活都差不多，每個人都在為生計而奔波，當然，也都要遇到各種各樣的難題。那麼，人家看得開，我們為什麼就看不開呢？事實上，也正是因為我們看不開，所以別人在困難之中往往能看到契機，而我們就只能看到危機。

# 第三章

# 祛五臟濕熱毒，大小病痛不上身

# 一 輕淨胃：濕熱毒自脾胃生，養好脾胃護一身

## 脾胃虛弱，易生濕熱毒

中醫稱脾胃為「後天之本」、「氣血生化之源」、「水穀之海」等，即氣血是由脾胃消化食物所產生的，《脾胃論》亦云：「百病皆由脾胃衰而生。」也就是說，只有脾胃功能強健、正氣充足，才能避免外邪入侵，確保身體健康。

雖然產生濕熱的原因有很多種，但是脾胃功能好壞，為其決定性因素。如果飲食沒有節制，喜吃生冷食物，容易損傷體內陽氣，導致脾胃虛弱，運化不足，濕氣聚積，久而久之就會化熱；加上外邪風熱又容易與內蘊之濕結合，更會影響脾胃的運化功能。因此，需養好脾胃，才能從根本上避免濕熱產生。

想要健脾養胃，預防濕熱，應當從以下幾方面著手。

## 1. 飲食有節

現代人的飲食習慣非常不好，遇到自己喜歡吃的就大吃特吃，不喜歡吃的竟然一口都不碰；忙碌的時候無暇吃飯，空閒下來卻是從早吃到晚……典型的毫無節制，完全不受控。要知道，飲食有節對於身體健康來說，是十分重要的，那麼，何謂「有節」呢？

三餐定時，吃個七八分飽就可以了，不要暴飲暴食；各類營養素都需攝取，不偏愛特定幾種；早上吃好，中午吃飽，晚上吃少；注意飲食衛生，確保食物的新鮮、清潔；選擇健康的烹調方式，儘量避免吃煎炸燒烤、肥甘厚味、辛辣刺激的食物。

熱病（泛指以發熱為主症的疾病）產生時，最好斷食，這樣才能將邪熱排出體外，若此時大吃大喝，則熱不易退，疾病不易痊癒；稍癒後又故態復萌，繼續瘋狂吃喝，疾病容易復發。因此，濕熱傷脾胃或脾胃中存在其他熱病症狀時，應以斷食為佳。

炎熱的夏季，家裡可以備有一些解暑化濕、理氣和中、健脾益胃的藥物，如大山楂丸、香砂養胃丸等，非常適合熱天脾胃虛弱、消化不良、食慾下降、食少納呆（胃的受納功能呆滯，即食慾不振）的患者服用。另外，也可吃些清脾胃之熱的食物，安然度夏。

## 2. 作息規律

熬夜的人很容易脾胃虛弱和上火，多數濕熱傷脾者，都存在生活作息不規律的情況。應當根據大自然的四季時節，日出而作、日落而息，最好每天晚上十一點以前入睡，確保充足的睡眠，以防止脾胃虛弱導致外邪入侵體內。

### 3. 調節情志

中醫學認為，喜、怒、憂、思、悲、恐、驚，是人體的七種情志活動。其中，思對脾的傷害是非常大的，因此，千萬不能一天到晚眉頭緊皺、悶悶不樂、思慮過度，否則脾胃會大受影響。所以，為了避免濕熱的發生，我們應當懂得如何調節自己的情緒，每天都擁有好心情。

### 4. 適度運動

規律、適度的運動習慣有益於長期健康。研究指出，一個人每個星期不少於三次，累計至少一五〇分鐘的中等強度運動，或是七十五分鐘的強度運動，則死亡風險會降低三十%。而中醫也強調，運動不僅利於消化，而且能維持人體內的氣血平衡，對健康大有裨益。

## ∵薏仁：健脾益胃，清熱解毒

脾胃火旺盛的人，本身的脾胃功能就比較差，因此在日常生活中更要注意調養，飲食上儘量吃一些易消化的食物，以減輕其負擔，清降脾火（證候多同胃火）。中醫認為，調節胃火時應當遵循清熱、消滯的原則，節制飲食，不宜吃太熱、太甜膩的食物，多增加新鮮蔬果的攝取，以補充維生素、礦物質等人體所需的營養物質；還要做好口腔衛生，飯後刷牙、漱口。在這裡，要推薦一種降脾胃火非常有效的食材，就是薏仁。

薏仁又名薏米、薏苡仁、苡仁、六穀子，性涼，味甘、淡，有清熱排膿、健脾利水、除痹之功，入脾經，能去脾胃之火。中醫常用其治療小便不利、水腫、腳氣（香港腳）、脾虛泄瀉，也經常用在肺癰、腸癰等症。（癰：一種發生在皮膚和皮下組織的化膿性炎症。）

有個女孩非常喜歡吃冰淇淋，尤其是到了夏季，更是吃個不停，套用她的話來說，就是「夏天沒有冰淇淋，心頭火熱見飯愁」，但長期以往，她還是「見飯愁了」。

女孩告訴我，這一陣子她的胃口很不好，不知道是天氣太熱所導致，還是之前吃壞了什麼東西。而且，早上醒來的時候，還會覺得身體倦重，好像昨天晚上沒睡好似的，如廁有些便溏（大便不成形），口渴卻喝不下水。我幫她做了檢查，發現她的舌苔黃膩，脈濡數，斷定是脾胃濕熱造成，這和她喜歡吃冰淇淋的習慣是脫不了關係的。

冰淇淋不僅甜膩，而且冰涼，會損傷脾臟，致使脾陽虛，無法溫暖胃腸，寒氣由內而生。脾胃功能受損之後，容易出現食滯、食阻、氣滯等情況，時間久了就會化熱，再加上脾胃失運內有蘊濕，則形成濕熱。

我幫她開了些利濕健脾胃的藥物，同時囑咐回去之後，要吃些薏仁調養身體，以清除體內的濕熱，提升食慾。

接下來，為大家介紹兩款薏仁藥膳。

## 1 綠豆薏仁粥

功效 清熱解毒、止渴消暑、利腸胃、消水腫、健脾益胃。

材料：綠豆和薏仁各適量。

做法：兩種材料淘洗乾淨之後放入鍋中，倒進適量清水煮半小時，至綠豆開花、薏仁熟透即可。

## 2 冬瓜薏仁排骨湯

功效 清熱解毒、利濕化滯、降脂降壓、通利小便。

材料：冬瓜、豬排骨、薏仁，黃酒、鹽、雞精各適量。

**做法：**冬瓜洗淨後去皮、籽，切成塊狀；豬排骨洗淨之後斬塊；薏仁淘洗乾淨；排骨放到沸水中汆燙一下後，洗淨血汙，放到鍋內，倒入適量清水煮沸，撇掉上面的浮沫，調入適量黃酒，上蓋燜二十分鐘左右；再放入薏仁、冬瓜，繼續燉煮至排骨、冬瓜熟後，加入適量鹽、雞精即可。

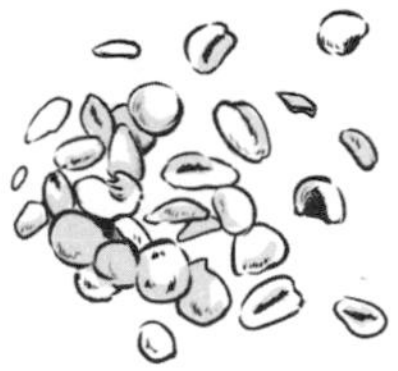

## ∵馬齒莧：清熱健脾，利水除濕毒

馬齒莧（台灣俗稱「豬母奶」，因早期農業社會常採集作為豬隻飼料而得名）是一種野菜，對環境適應力極強，不僅隨處可見，容易獲得，而且具有藥性，是除濕熱的佳品，近年還被歐洲人譽為「天然抗生素」。

可食部位為嫩莖和葉，口感爽滑，肥厚多汁，味道甘中帶酸，現在很多人都喜歡將其涼拌食用，或炒食、做湯，殊不知它還有藥用價值，有助於清除人體中的熱。早在《滇南本草》裡就有記載，馬齒莧「益氣，清暑熱，寬中下氣，滑腸，消積滯，殺蟲，療瘡紅腫疼痛」。意思就是說，其有益氣健脾、清熱解毒、利水除濕、散瘀消腫、殺菌消炎、止癢止痛等功效。

馬齒莧的烹調方法有很多，除了上述，還可做餡、泡茶等，需要提醒的是，它的味道雖然不錯，但不適合大量食用，一般來說，成人每天攝入乾品十～十五克，鮮品三十～六十克為宜。且其性寒，因脾胃虛弱或受涼而出現腹瀉、大便泄瀉者，或懷孕的女性朋友皆不宜吃。另外，忌與甲魚同食，否則易消化不良、食物中毒。還有，不能和胡椒等溫性藥物共服，否則會影響其正常的藥效。

除了內服外，還可以外用，能治療各種黴菌感染的皮膚病，如濕疹、足癬（香港腳）等。直接取馬齒莧搗爛外敷，或將其煎汁後清洗、浸泡患處。

以下為大家介紹幾款能清除濕熱的馬齒莧藥膳。

## 1 馬齒莧粥

功效 健脾胃、清熱解毒。

適用病症 腸胃炎、痢疾、泌尿系統感染、瘡癰腫毒。

宜忌 馬齒莧性寒，所以不能久食。

材料：馬齒莧二百克，白米一百克，鹽、味精各適量。

做法：白米淘洗乾淨後放進鍋中，倒入八〇〇毫升清水，開大火煮沸，之後轉成小火熬煮；馬齒莧洗淨後，放到沸水鍋內汆燙一～二分鐘，切碎備用；白米粥將熟時放入馬齒莧煮二～三分鐘，最後調入少許鹽、味精即可，每天一劑。

## 2 涼拌馬齒莧

功效 清熱利濕、解毒消腫、消炎、止渴、利尿。

材料：鮮馬齒莧五百克，醬油、蒜末、麻油、鹽各適量。

做法：馬齒莧去掉根和老莖之後洗淨，放到沸水鍋中汆燙完撈出，再放入清水中洗去黏液，切成段狀，調入適量醬油、蒜末、麻油、鹽，拌勻即可。

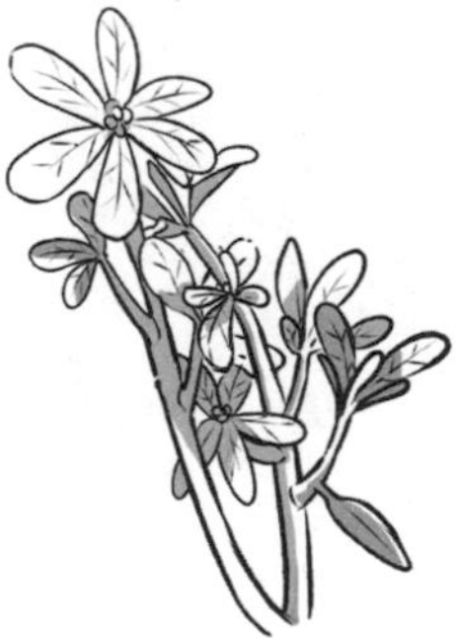

## ∵荷葉薏仁粥，祛濕祛熱，消脂排毒

痘痘的形成原因很多：體熱、嗜吃肥膩食物、長期情緒欠佳……導致肺經熱盛、脾胃濕熱，久而久之就會灼傷陰液，造成陰虛火旺，濕熱瘀積在臉上就會長痘痘。嚴重者會出現痤瘡，其上甚至生出結節和囊腫，此現象多為痰濕凝聚所致。脾胃濕熱型痤瘡主要表現為粉刺此起彼伏、連綿不斷，能擠出黃白色碎米粒樣脂栓，或者是膿液，臉上出油光亮，口臭口苦，食慾時好時壞，大便黏滯不爽，舌紅，舌苔黃膩，脈弦數。

記得有一次，一個女大學生來求診，她的臉上長了很多痘痘，口氣重、體味濃，常常長濕疹，困倦。她告訴我，自己讀高中就開始長痘痘，如今已經到了戀愛年齡，卻因為臉上的坑坑疤疤而與男生無緣。

這個女孩面色偏暗，長了滿臉的痘痘，而且臉上油膩膩的，看起來不乾淨。她還訴苦說，經常覺得腹脹，小便發熱，尿色發黃，舌質偏紅，舌苔黃膩。綜合起來，我斷定她出現的症狀為濕熱所致。

濕熱體質通常氣血慉盛，盛了之後就會向上走，在臉部生出痘痘。痘為陽證，一般長在肌肉豐厚之處，熱到一定程度就會腐爛、出膿。所以說，痘是身體釋放熱的表現。

我開了一個清熱祛濕的方劑，叮嚀她回去之後按方服藥，並且提醒她，等到臉上痘痘基本痊癒後，每天要熬些荷葉薏仁粥來喝，對於濕熱體質和痘痘的防治，會有不錯的效果。

荷葉有清熱解暑、升發清陽、涼血止血之功，經常用來治療暑熱煩渴、暑濕泄瀉、脾虛泄瀉、血熱吐衄、便血崩漏等症。臨床醫師還將其運用在減肥、祛痘上，依據的就是它的祛濕祛熱、消脂排毒作用。

薏仁是藥食兩用的除濕之物，也是養顏治痘治疣的佳品，很多偏方、驗方之中，都以薏仁為藥引治痘和疣。由於其性涼，味甘、淡，能健脾滲濕、除痹止瀉，還可治療水腫、足癬、小便不利、濕痹拘攣、脾虛泄瀉等。（拘攣：肌肉抽搐，難以伸展自如。）

將荷葉與薏仁搭配在一起，可收清暑利濕、健脾祛濕熱、美白、消脂、祛痘之效，廣受大眾喜愛，平時可喝些荷葉薏仁粥，既養生又養顏。

### 荷葉薏仁粥

**功效** 清暑利濕、健脾祛濕熱、美白、消脂、去痘。

**材料：**荷葉三十克，薏仁五十克，蜂蜜適量。

**做法：**先將乾荷葉清洗乾淨，剪碎；薏仁淘淨後放到清水中浸泡二小時，之後再放入砂鍋裡，倒進適量清水熬煮至熟爛，出鍋前十五分鐘，將荷葉倒入薏仁粥裡面，等到湯色逐漸變紅綠，繼續煮十五分鐘，取出荷葉，放溫之後調入適量蜂蜜即可。

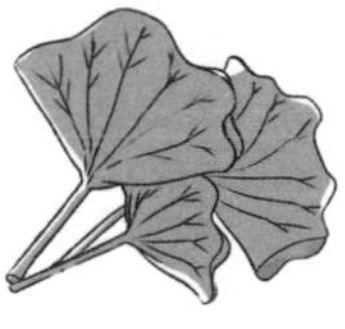

## ∴半夏山藥粥，祛濕毒除胃熱

一到夏季，氣溫就會逐漸上升，直到人們幾乎無法忍受的煩熱，卻突然下了一陣大雨，或是颱風侵襲，一熱一濕，讓人覺得很不舒服。對於肥胖者來說，暑熱之際不但難過，還容易脾胃虛弱。

有個男孩個子不高，卻是個十足的「小胖墩兒」（矮而肥胖的人），天氣一熱，他就變得非常煩躁，而且很容易疲累、倦乏，渾身不舒服。

那張胖胖的臉本來光滑稚嫩，到了夏天卻會下垂，額頭生出皺紋來。後來我推薦一款「半夏山藥粥」，讓他在暑濕季節食用，有助於祛除身體內的濕熱。

山藥營養豐富，其最有效的成分存在於黏液之中，食用後容易產生飽腹感，是天然的瘦身聖品。而且，這種黏液可以促進人體的新陳代謝，讓經絡氣血更加暢通，進而減去體內多餘的脂肪。

山藥既能作主食，又能當蔬菜。直接將它洗淨後放到鍋裡蒸，能夠完整保存其營養價值，防止有效成分被破壞掉。如果你覺得這樣吃沒什麼味道，也可以將它熱炒、涼拌或燉湯。

對於脾濕而肥胖的人來說，想要透過山藥來減肥，烹調方式應當要以蒸煮熟食為主，這樣才能充分攝取山藥的營養成分。

請注意，山藥是味補藥，性甘平，偏熱，對於體質偏熱、便祕、易上火的人來說，應當少吃。過敏體質者在削完山藥皮後要立即洗手，防止出現皮膚過敏。

市場上還有一種產品是山藥片，不過很多人不懂得辨其真偽，回家烹調之後，才發現買來的是木薯。那要如何區分山藥和木薯呢？

①木薯的中間有心線，雖然非常小，但只要仔細觀察，還是能看出來；山藥則沒有心線。木薯片曬乾之後心線通常會脫落，留下一個小洞，若中間有小洞，就一定是木薯。

②山藥皮比較薄，切片前一般會將皮先削乾淨。木薯皮比山藥皮厚很多。有些木薯太小，不易去皮，造假者通常不願意花費這個時間，因此，製作的木薯乾片邊上通常會存留厚皮。皮較厚的一定是假山藥。

③山藥片中澱粉的含量比較高，用手摸的時候會覺得非常細膩，手上容易沾黏較多的澱粉。而木薯片雖然也富含澱粉，但是用手摸的時候會覺得比較粗糙，手上沾黏的澱粉較少。

④山藥易煮爛，木薯難煮爛。

## 半夏山藥粥

功效 祛濕毒、除胃熱。

材料：新鮮山藥、白米各五十克，半夏十五克，陳皮五克。

**做法：**山藥洗淨之後去皮，切丁；半夏、陳皮放到砂鍋內，倒入五〇〇毫升的清水，開大火煮沸，之後轉小火煮半小時，過濾留汁，之後再加水煎汁，將兩次所取的汁液合併在一起；再把洗淨的白米、山藥放到汁液中煮成粥即可。

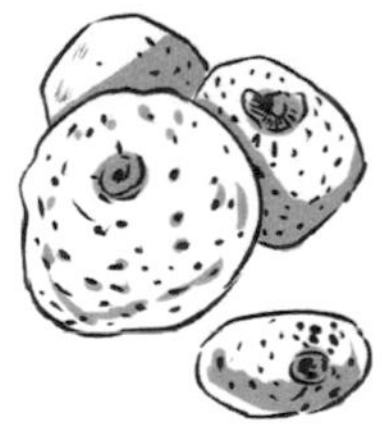

## ∵ 清熱連梔茶，調治胃熱牙齦痛

牙齦腫痛是常見症狀，一般發生在上火之後。有的人前一天吃過燒烤，第二天便出現牙齦腫痛的情況，可見其與飲食有非常大的關係。

現代人應酬多、聚會也不少，無論什麼原因湊在一起，都免不了要大吃大喝一番，也正因為這種不規律的飲食習慣，才導致牙齦腫痛的患者越來越多。

飲食無度，胃內就會積火過盛，循經上行至牙齦，發生腫痛，此時，應適當吃些涼性食物清熱瀉火，即可迅速消除不適。

一個月前，有位家長帶著個七八歲的孩子來診所看病，孩子的牙齦又紅又腫，甚至不敢吃東西，每天只能喝粥或是流質食物。當孩子牙齦腫痛的時候，家長都會給他吃些牛黃解毒片，但在反覆發作之下，老是吃中成藥畢竟不是辦法，便詢問我有沒有什麼根治之道。

我先問了一下孩子的日常飲食習慣，據媽媽說，他平時就喜歡吃肉、奶油和辣味食物，不愛吃蔬菜和水果。

聽到這兒，我便明白，孩子之所以經常上火，出現牙齦腫痛，和他的飲食方式息息相關，想要徹底解決問題，就必須從飲食著手。便要求孩子的媽媽要讓他多吃新鮮蔬果，少食肥甘厚味，辣的東西就更不能吃了，同時，還請做父母的，記得幫孩子泡上一杯清熱連梔茶來喝。

此茶飲方中的黃連和大黃都是大寒之品，可瀉火解毒；梔子性味苦寒，有瀉火涼血之效；生地甘寒，能清熱涼血、益血生津；木通性味苦涼，亦可瀉火行水。上述的藥材都是苦寒瀉火之品，因此瀉火的功能是比較強的。不過苦寒傷胃，所以不宜久服，脾胃虛寒、食少便溏者要少用，年老、久病體弱者也不宜使用。

從中醫的角度來說，胃受熱邪，或過食煎炸燥熱、辛辣肥膩之品，是誘發胃火的主要原因。胃熱會導致口乾、口苦、口渴、口臭、口腔糜爛、牙齦腫痛、小便短赤、大便祕結等症。

胃熱的人平時喜歡吃冰涼的食物，覺得吃過之後胃裡很舒服，他們多數人的胃口都非常好，常常是剛吃過飯後沒多久又餓了；當然，也有的人會覺得胃脹、沒食慾。

胃熱者平時應多喝水，清淡飲食，養成良好的飲食習慣，或適當吃一些性質寒涼之品，以清除胃火。

### 清熱連梔茶

**功效** 調治胃熱、牙齦痛。

**材料：**黃連、大黃各〇．三克，梔子、生地、木通、綠茶各三克。

**做法：**將上述藥材放進乾淨的容器內，倒入適量溫開水沖洗一遍後，再加入沸水悶泡十分鐘左右即可飲用，可反覆沖泡至味淡。

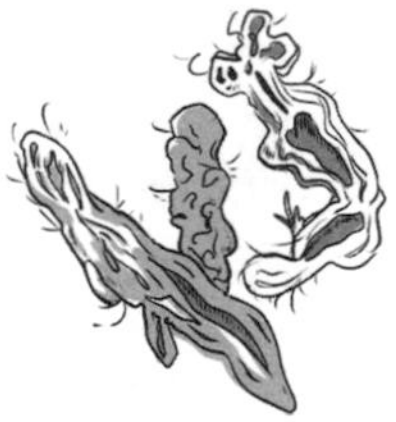
黃連

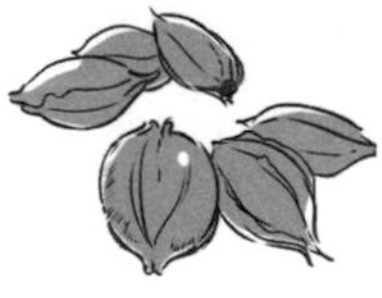
梔子

## ∴蜂蜜綠茶，調治濕熱口腔潰瘍

口腔潰瘍雖然不是大病，卻很常見，一旦發生，吃飯和說話都會受到一定程度的影響，更別說是對生活造成困擾。以中醫理論分析，脾胃濕熱為口腔潰瘍的重要誘因，濕熱一除，潰瘍自癒。

前段時間，有個朋友來看診，他告訴我，自己三天兩頭就嘴破，究竟是怎麼回事？難道口腔裡有難纏的細菌嗎？我笑著搖了搖頭，回說：「是你的體質在作怪。」他對我的回答感到很詫異，於是我耐心地解釋給他聽。

當陰虛體質者受濕邪侵擾的時候，或者體內的濕由於各種原因上火時，就會使得內外濕邪相引，脾胃受困，運化功能失調，出現濕熱型口腔潰瘍。

那怎麼辨別自己的口腔潰瘍，是不是濕熱引起的呢？這種類型最明顯的特徵，就是潰瘍局部會紅腫熱痛，而且還表現出滲出性糜爛，症狀會反覆發作，纏綿難癒。除了使用外用藥膏塗抹外，還可以透過「蜂蜜綠茶飲」來調節體質，治療口腔潰瘍。

很多人都曾用過蜂蜜塗抹口腔內的潰瘍處，效果不錯，因為它有清熱解毒、補中止痛的作用，能促進傷口的癒合，不管是內服還是外敷，皆能發揮功效。既然口腔潰瘍是身體內部的濕熱所致，最好的方法，還是透過蜂蜜內調外治。

綠茶有清火解毒、清心除煩、利水除濕的作用，不但能對治口腔潰瘍，還能平息因傷口疼痛所引發的煩躁，外用則可以進行解毒消炎。

嘴破一痛起來可能會使患者無法進食，因此僅靠茶飲還是不夠的，我們可以將蜂蜜和綠茶熬成粥，當成正餐食用，也是可行的方式。此外，服用蜂蜜和綠茶的過程中，忌大蒜、洋蔥、豆腐、萵苣等食物；土茯苓、威靈仙、人參等有補氣作用的中藥，也不能同服，否則會影響它們各自功能的發揮，還會導致噁心、嘔吐、腹痛、腹瀉等。

蜂蜜和綠茶都是生活中常見的食材，用其泡茶或熬粥兩相宜，而且有效，無論是否因濕熱出現口腔潰瘍，只要確定自己是濕熱體質，都可以透過蜂蜜綠茶飲或蜂蜜綠茶粥來改善，防治口腔潰瘍。

## 1 蜂蜜綠茶飲

功效 調治濕熱口腔潰瘍。

材料：綠茶五克，蜂蜜三十毫升。

做法：將綠茶放到茶杯內，再倒入三〇〇～四〇〇毫升沸水，上蓋悶五分鐘左右，過濾掉茶葉，倒出茶湯，調入蜂蜜即可，每天服兩次。

## 2 蜂蜜綠茶粥

功效 調治濕熱口腔潰瘍。

材料：綠茶五～十克，白米一〇〇克，蜂蜜適量。

做法：將綠茶放到茶杯內，再倒入八〇〇毫升沸水，上蓋悶五～十分鐘左右，過濾掉茶葉，倒出茶湯；再用茶湯和白米一同熬煮成粥，粥成後放溫，調入適量蜂蜜即可。

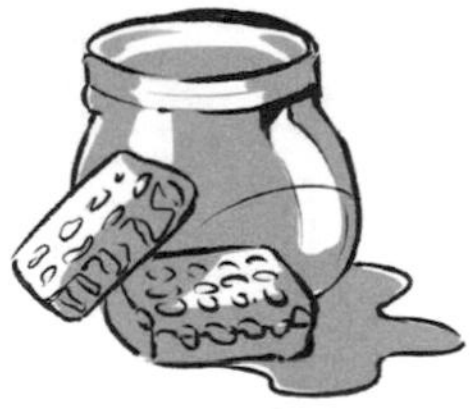

注意事項：為什麼要等粥放溫之後再調入蜂蜜呢？因為蜂蜜不能用高溫熬煮或沖泡，這樣會破壞掉其中的有效成分。

## ∵ 豐隆穴：沉降胃濁，祛濕化痰

肥胖主要是身體裡堆積了太多脂肪，而食物則為脂肪的主要來源，因此節食成了女人最愛的減肥手段。但是這種方法，適合那些胃口大、喜歡吃肥甘厚味之人，並不適合食少卻依然肥胖者。

有的人為了減肥，每天都在努力節食，早餐和中餐只吃一點點，晚餐乾脆不吃，雖然進食量越來越少，卻無任何效果，不但體重沒有如預期般下降，連身體都搞壞了。

此類型人為什麼會肥胖，實際上和食量多寡沒有關係，主要是脾胃功能失調導致。對這類肥胖者來說，想減肥首先要養好脾胃。中醫曾云：「胖人多痰。」這裡所說的痰，指的是多餘的、無用的脂肪，也稱痰濕，起因為脾運化水濕與胃之降濁功能下降，致使體液無法被運化、代謝，逐漸停蓄凝結為黏稠狀的有害液體。當痰濕流注到全身皮膚組織中，人就會肥胖，甚至會生病。

如何避免濕熱侵襲呢？可以按摩雙腿上的豐隆穴來防治。它是足陽明胃經上的重要穴位，刺激此穴能沉降胃濁，祛濕化痰，調理脾胃，亦被譽稱為「化痰穴」。

雖然按摩很有效，但是不能一味地依靠這種方法，必須同時配合飲食調整，少吃肥膩、油炸之物，適當參與體育鍛鍊。如果想取得更好的效果，還可輔以陰陵泉穴（位於小腿內側，脛骨內側踝後下方凹陷處）、商丘穴（位於足內踝前下方凹陷處，舟骨結節和內踝尖連線的中點）、足三里穴（位於小腿前外側，外膝眼（犢鼻）下三寸，脛骨前緣外一橫指（中指）處）來治療痰濕等症；如果和肺俞穴（位於背部第三胸椎棘突下旁開一．五寸處）、尺澤穴（肘橫紋中，肱二頭肌腱橈側凹陷處）搭配，則能有效治療咳嗽。

### 按摩豐隆穴

**功效** 健脾化痰、和胃降逆、開竅。

**適應病症** 咳嗽痰多、肥胖、高血脂、高血壓、頭痛、眩暈等。

**取穴：**位於小腿前外側，外踝尖上八寸，當外膝眼（犢鼻）到外踝尖的連線中點處。

**做法：**將雙手食指和中指指腹，或大拇指指腹按壓在穴位上，力度適

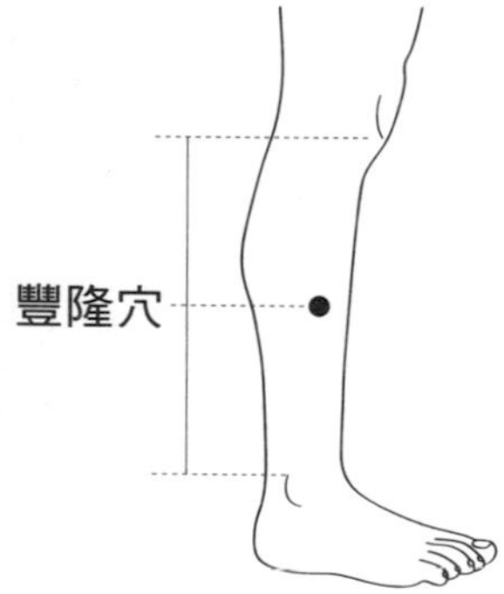

中，至略感疼痛，按五秒之後鬆開，重複按摩三～五分鐘，每天一～二次。也可以雙手握拳，輕輕敲打五～十分鐘，至皮膚自然變紅即可。

## ∵手三里：潤滑脾燥，清熱明目

中醫認為，牙痛、口腔潰瘍等都是腸胃中的濕熱循行，特別是大腸經上行到頭面口腔所導致。想要治癒這些疾病，首先要做的就是祛除濕熱，除了用藥外，還可尋求手陽明大腸經的穴位——手三里穴來幫忙。

按壓此穴時會產生痠痛感，因為大腸經冷降下來的濕熱之氣，就覆蓋在此處，且範圍比較大。濕熱之氣最終會傳導到脾土之中被運化掉，一旦此穴氣血不暢，濕熱之氣即會不降反升，所以刺激手三里穴，不但能暢通大腸經氣血，還可以促進脾氣生發，加速水濕之運化，及時將頭面的濕熱清除出去。

手三里穴和足三里、上巨虛、下巨虛等配伍，能治療胃腸病；搭配合谷穴，對牙齒疼痛、口腔潰瘍有效；若配合太衝穴，可治療高血壓；配合曲池穴，則對於蕁麻疹等濕熱導致的皮膚病能發揮作用。

另外，也可自行操作艾灸來輔助，但不管是按摩還是艾灸，都要注意不能損傷皮膚組織。所以，在按摩的過程中，除了要拿捏力道，還要避免使用尖銳的工具；如果是利用手指指腹，則指甲要適時修剪，防止局部皮膚被戳破或劃破。艾灸則是在點燃艾條或艾炷後，應當和皮膚保持一定的距離，防止燒灼傷害皮膚。

## 按摩手三里穴

**功效** 通經活絡、潤滑脾燥、清熱明目、調理腸胃、排除濕熱。

**適應病症** 消化不良、胃潰瘍、腸胃炎、牙痛、口腔潰瘍、乳腺炎、感冒、上肢麻痺、頸椎病、半身不遂等。

**取穴：** 位於前臂背面橈側，陽谿穴與曲池穴連線上，肘橫紋下二寸處。

**按摩：** 用右手手指指腹，以適當的力度按揉左手臂上的手三里穴，持續一分鐘後兩手交換。每天早晚各按摩一次。

**艾灸：** 點燃艾條的一端，對準手三里穴，於距離皮膚二～三公分處熏灸十～二十分鐘，至局部產生熱感。每個星期可艾灸一～三次。

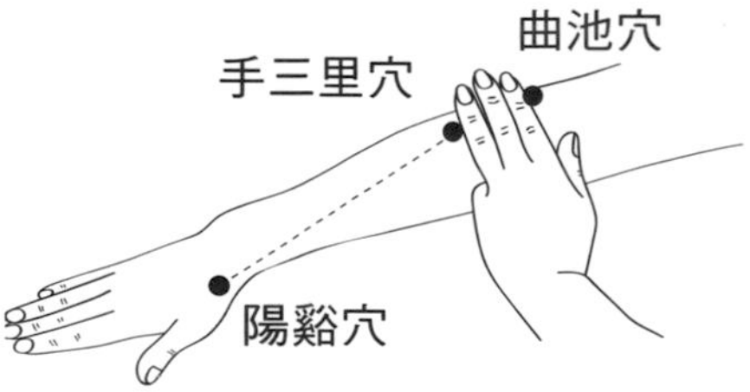

## ∵內庭穴：清除胃熱，提升食慾

前段日子有個朋友找我訴苦，他說自己雖然人到中年，卻仍然脾氣暴躁，常常上火，口臭、便祕不斷，雖然家人屢屢勸說要放寬心，但他還是控制不住自己，而且身體一直在發福。

我請他回去之後不僅要放鬆心情，還應當注意合理飲食，同時推薦他一個簡單的調理方法——按摩內庭穴。

內庭穴是足陽明胃經上的滎穴（經氣稍盛，如水成微流，所以稱「滎」），多位於指（趾）掌（跖）部），為三大去火穴之一（另兩個為太衝穴去肝火，合谷穴去肺火）。經常按摩、刺激這個穴位，經脈之氣就會逐漸加大，不但能降火氣，還可以治療口臭、便祕、咽喉腫痛等濕熱引發的疾病，所以它又被喻為熱證和上火的剋星。

點揉此穴時，動作要靈活，力度稍微重一些，需帶動皮膚一起按摩，而不是只在表面摩擦，因為穴位在皮下組織裡面，摩擦對它的刺激是遠遠不夠的；亦可以採取艾灸之法，同樣有效。

此外，內庭穴還能幫助濕熱肥胖者瀉胃火，抑制食慾，有效減肥。中醫在指導按摩穴位時，內庭穴經常與合谷穴、太衝穴同用，能除燥下火；小腹脹滿可以用合谷穴配合內庭穴和臨泣穴；眼睛疼痛時，內庭穴和上星穴同用；牙痛或扁桃腺發炎者，則以內庭穴搭配合谷穴使用。

## 按摩內庭穴

**功效** 清除胃熱、燥濕化滯、止血止痛。

**適應病症** 鼻出血、牙齒疼痛、咽喉腫痛、胃食道逆流、腹脹、腹瀉、便祕、足癬、熱病、三叉神經痛、急慢性腸胃炎等。

**取穴：**（採取正坐或蹺足的姿勢，脫掉鞋襪）位於足背，在第二、三趾之間，腳趾縫盡處略後一些（約半橫指）的凹陷處。

**按摩：**用大拇指或食指指端，分別按壓在雙足內庭穴上；雙手同時出力，有節奏地點揉按，頻率為一二〇～一六〇次／分鐘，持續一～二分鐘。每天早晚各按一次。

**艾灸：**點燃艾條的一端，於內庭穴上方二公分左右處，對其進行熏灸五～十分鐘。每個星期一次。症狀比較嚴重者，隔一～三天就要艾灸一次。

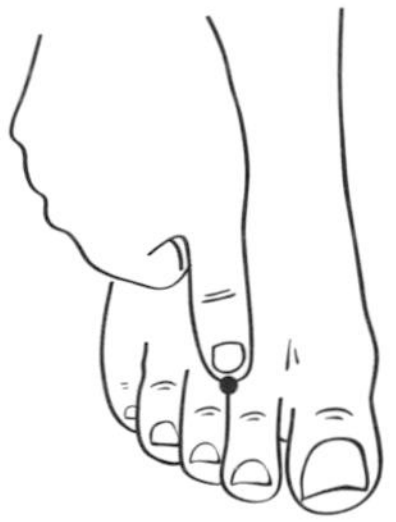

# 二 輕淨心：濕熱毒心使憋屈，宣通上焦人安寧

## ∵平和心境，心不傷則濕熱不傷

人體的正氣充足，邪氣才不容易入侵，如此當能常保健康無病。說到這兒，可能有人會問了，要如何做到這一點呢？最簡單的方法就是修身養性。

注重修身養性即可穩定情緒、平衡心態；凡事都要想得開，懂得適應周遭的環境，懂得控制自己的情緒，並將不切實際的幻想拋棄，這樣才能擁有平和的心境，達到養生保健的目的。

空閒或放假的時候，多到郊外去走走、散心，接觸大自然，舒緩工作或其他事情造成的壓力；或參加一些公益活動，體驗施比受更有福的愉悅感；或參觀展覽、欣賞演出，除了豐富自己的見識，也能在潛移默化之中陶冶性情；或聽聽輕鬆悅耳的音樂，讓情緒轉向快樂的那一面。

如果有事情糾結於心，覺得人生處處遇到阻礙，無法順遂，則要趕快調整自己的

心態，想辦法拋開煩惱，樂觀以對；縱有些許的不如意，也應當試著去感受身邊的美好，努力養護心神。

我們每個人都應該腳踏實地，一步一腳印，少些無理推測和胡亂猜想，以防止內心世界時時波瀾起伏、凌亂不堪，阻礙身心健康，更應尊重客觀事實，讓心理保持平衡自然的狀態。

儘量避免與周遭的人發生衝突，應該秉持與人為善、和樂相處的開闊心胸，才能讓自己不受限於雞毛蒜皮小事的困擾，氣血得以平和，也能避免身體受外邪的傷害。

對任何事情，都要有拿得起、放得下的志氣和毅力，也要懂得擺脫金錢、權力、慾望的糾纏。當然，這種心態是一種修行，不是什麼人都能做到，但我們還是要勉力而為，才能去除心中的貪婪，用正確的心態看待得失和榮辱。不要讓自己活得那麼累，多去尋找、了解自然界萬物的奧祕，用心去體會生命的內在與真實，你會發現，原來生命的意義，不僅僅是課堂書本的論述而已，它還包括各種面向等待我們去探索。

每一天都要過得開開心心，將專注力集中在今天，不要總叨念著未來，悔恨於過去。今日事，今日畢；不論是工作計畫、娛樂活動還是運動排程，只要做好做完今天的事情，就能讓自己心平氣和，海闊天空，不再焦慮；各種內外邪也會無縫可鑽，速速退去，身心得以永保安康。

## ∴ 按摩心包經，養心除濕熱

心主神明，在志為喜。心受熱邪之後，最先表現出來的就是不開心、不快樂，幾天之後再發熱。熱邪和正氣相搏，會令人突然感覺心痛、面赤，汗為心液，熱盛就會灼津液，沒有力氣發汗，所以沒有汗液。

記得有一天，一位女士在先生的陪同下來就診。她面無表情，稍皺眉頭，據先生的敘述，從幾天前開始，自己的老婆就悶悶不樂的，而且突然出現頭痛，之後就開始發熱、嘔吐，便趕忙帶著她來求醫。

聽完男士的敘述，我的心裡大概有數了，之後看了看女士的舌頭，舌質紅，舌苔黃膩，脈濡緩，的確是濕熱症；治療應當從宣化上焦、辛開其鬱著手。我給她開了安宮牛黃丸加減，連續服藥三天以後，她的症狀基本上已痊癒，能夠自己來複診。

這一次我就沒有再開藥方，而是請她回家之後，每天循手少陰心經、手厥陰心包經進行按摩。

這兩條經絡能治療和心、心經、心包經有關的病症，如心臟病、心痛、口渴、目黃、脅痛、臑臂內後廉痛厥、掌中熱、手心熱、肘臂屈伸困難、腋下腫、胸脅脹悶、心煩、面紅、喜怒無常等。心經如果氣足，人就不容易罹患上述疾病，濕熱之邪也就難以傷及心系。因此，養足心經的氣血非常重要。

## 按摩心包經

**功效** 養心、除濕熱。

**適應病症** 心臟病、心痛、口渴、目黃、脅痛、臑臂內後廉痛厥、掌中熱、手心熱、肘臂屈伸困難、腋下腫、胸脅脹悶、心煩、面紅、喜怒無常。

【「手厥陰心包經」循行路線圖】

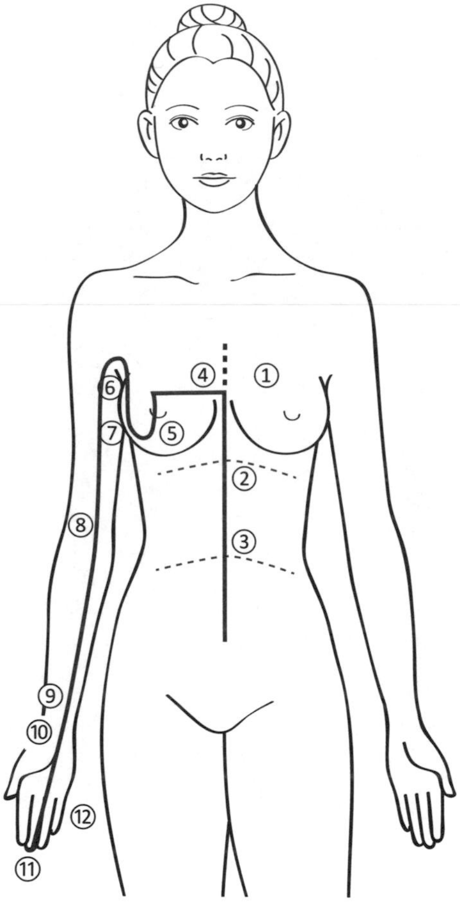

①此經起於胸中，出屬心包絡

②向下穿過膈肌

③絡於上、中、下三焦

④其分支由胸中分出

⑤出脅部腋下十公分處天池穴

⑥向上到腋窩下

⑦沿上肢內側中線

⑧入肘

⑨過腕部

⑩入掌中

⑪沿中指到達指尖

⑫另一分支由掌中分出，沿無名指尺側端行，經氣於關衝穴和手少陽三焦經相接

## 按摩心經

**功效** 養心、除濕熱。

**適應病症** 心臟病、心痛、口渴、目黃、脅痛、臑臂內後廉痛厥、掌中熱、手心熱、肘臂屈伸困難、腋下腫、胸脅脹悶、心煩、面紅、喜怒無常。

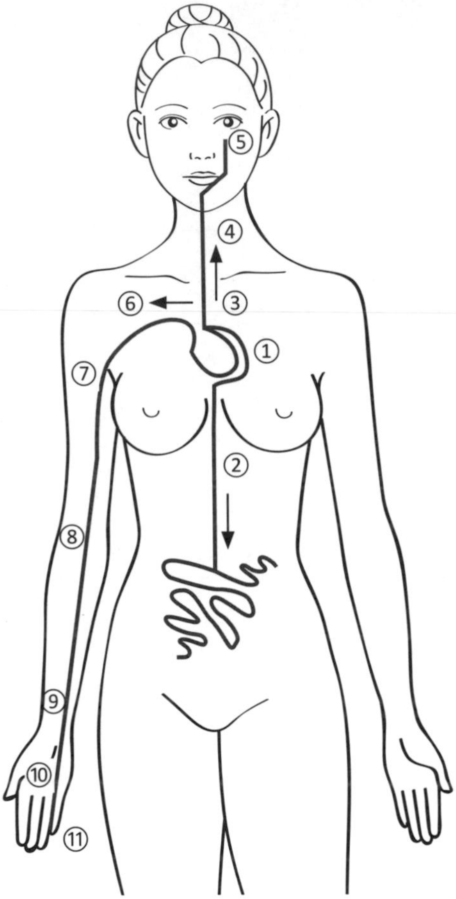


【「手少陰心經」循行路線圖】

①此經起於心中，出屬心系
②內行主幹向下穿過膈肌，聯絡小腸
③支脈由心系向上
④上挾咽喉
⑤聯繫於目系，也就是眼球內連於腦的脈絡
⑥外行主幹從心系上肺，斜出腋下
⑦沿著上臂內側後緣
⑧過肘中
⑨經過掌後銳骨端
⑩進入掌中
⑪沿著小指橈側到末端，經氣在少衝穴處和手太陽小腸經相接

選擇在心經當令的午時（十一點～十三點）處於休息狀態，不要干擾陰陽變化，此時可按摩心經，借助天地陰陽轉化之際，利用天機之運行獲得對身體有益的能量，對養心、養身來說都是有好處的。

選擇在戌時（十九點～二十一點），即心包經當令，循經推摩之，能夠解鬱、紓壓、養心；還可在每天晚上睡覺之前，撥十幾遍大泉穴（位於上臂內側，腋前紋頭下二寸，

肱二頭肌的長頭與短頭之間凹陷處）來清除心包積液，進而增強心臟活力，讓整個身心代謝過程更加旺盛。

每次循經按摩心經和心包經三～六遍，用掌推，同時在每個穴位上稍微按揉，長期下來，不但能養護心臟，還可裨益心經、心包經所絡屬部位。

## 高麗參茶，清心除煩治心病

天氣悶熱、潮濕的時候，醫院裡面的心腦血管疾病患者就會增加。我有一個朋友罹患心臟病已經很多年了，去年夏天來北京旅遊，第二天早上起床時，突然感覺到一陣陣胸痛，趕緊到醫院做心電圖檢查，結果出現了明顯的缺血狀態，已經是心絞痛了，立即住院治療。

還有一位剛滿六十歲的長者到車站去接孫子，又累又渴，渾身是汗，之後胸悶、頭暈，以為是中暑，後來到醫院就診，發現是心絞痛，服藥之後症狀得到了緩解。

夏季是心臟病的好發時節，發作時常常有假象，症狀不典型，有些人胃痛，有些人背痛，有些人手麻等。老年人的耐受能力比較強，有時病情已經很嚴重了自己卻不知曉，最終延誤送醫，屢屢發生憾事。建議心臟病患者平時可以喝點高麗參茶，對於除濕熱、養心保健來說大有益處。

高麗參有滋陰補腎、扶正固本之功，能大補元氣、滋補強壯、生津止渴、寧神益智，適合心力衰竭、驚悸失眠、體虛、心因性休克的患者服用。現代醫學研究表明，高麗參能在一定程度上，預防心臟病、糖尿病、動脈硬化、高血壓等症，此外，還有抗癌、控制疾病、促進血液循環、防止疲勞、提升免疫力的作用，因此，非常適合心臟病患者服用。

百合入心經，性微寒，可清心除煩、寧心安神，經常用來治療熱病後餘熱未消、神思恍惚、失眠多夢、心情抑鬱、喜悲傷欲哭等症。

高麗參和百合聯用，能夠提升補養心氣的功效，防治外邪的入侵。

## 高麗參茶

**功效** 清心、除煩、治心病、補養心氣。

**材料**：高麗參、百合各五克。

**做法**：高麗參切成薄片，百合泡發後備用；兩種藥材一同放入杯中，倒入適量沸水，浸泡十分鐘左右即可飲用。每天一劑，隨泡隨喝。

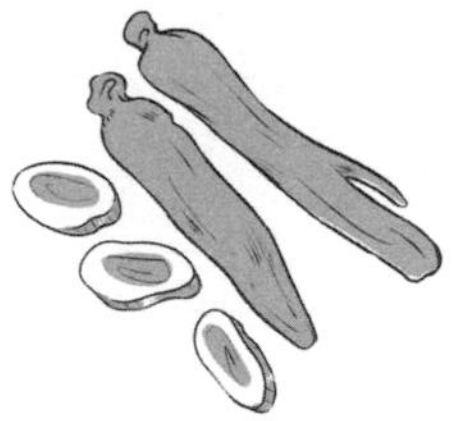

高麗參

## ∵玉竹豬心湯，化濕除熱去胸悶

很多人都有過胸悶的經驗，好像是一口氣憋在胸口，難以抒懷。一般來說，長時間待在密閉環境中，或者生氣鬱悶，或是氣壓偏低時，就會產生胸悶的感覺，但上述情況很容易解決，只要換個環境抑或舒緩自己的情緒就可以了。不過上了年紀或是有三高病史的人出現胸悶、胸痛，千萬不能掉以輕心，請及時就醫，防止發生危險，危及生命。

通常在高溫多雨的夏季，大部分時間是悶熱潮濕的，心臟的負擔也會變大，易誘發心臟病。

前段時間我正在看診中，突然闖進來一個人，原來是隔壁鄰居小劉，他著急地對我說：「大夫，能否先移駕到我家裡？」我趕忙隨著他回家，原來，小劉的媽媽剛從醫院回來。十幾天前，老人家突然昏迷，住院之後發熱咳嗽、胸悶氣喘，時昏時醒，昏迷的時候說胡話，醒過來時也不是很明白，喊她的名字還能答應，十幾天了，無任何異常，也用了抗炎解痙、平喘化痰藥物靜脈注射，可是沒什麼效果。於是家人商量後接她出院試試中醫療法。

我對老人家做了一番診斷，發現她的舌苔黃膩、脈濡滑數，確診她是濕熱釀痰蒙蔽心包，應當採用化濕清熱、芳香開竅的方法，便開了菖蒲鬱金湯送服至寶丹一丸。小劉的媽媽服藥之後，神志逐漸恢復，便繼續使用清熱化痰、宣肺平喘的方劑，基本上已恢復健康。我請小劉每天給老人家燉玉竹豬心湯來吃，以養心、解除胸悶。

玉竹甘平柔潤，可滋陰潤肺、生津養胃，能治療肺胃陰虛燥熱之證，但是其藥力較緩，用量要大些；豬心性平，味甘鹹，有補虛、安神定驚、補血養血之效。二者搭配在一起，即可安神寧心、養陰生津、疏肝解鬱，適合熱病傷陰、乾咳煩悶者以及暑熱時工作緊張的人。

心臟為五臟六腑之主宰，不能受邪氣傷害，因此要透過心包經來保護心臟。心包包裹著心臟，為其外膜，能保護、反映它的某些功能。熱性病中，由火熱邪氣導致的高熱、神昏、譫語等證候，病變部位大都在心包處。暑濕初起時，濕重於熱，會逐漸發展，把濕熬成痰蒙蔽心包，成為濕熱並重，所以治療時要注意化濕清熱、芳香開竅。

## 玉竹豬心湯

**功效** 安神寧心、養陰生津、疏肝解鬱。

**材料**：玉竹五十克，豬心一個，生薑二片，鹽少許。

**做法**：玉竹浸泡至軟後切碎；豬心剖開，洗淨；將玉竹放到豬心中，用牙籤紮緊，和生薑一起放到燉盅內，倒入冷開水二五〇毫升，加蓋隔水燉三小時，喝的時候調入少許鹽即可。

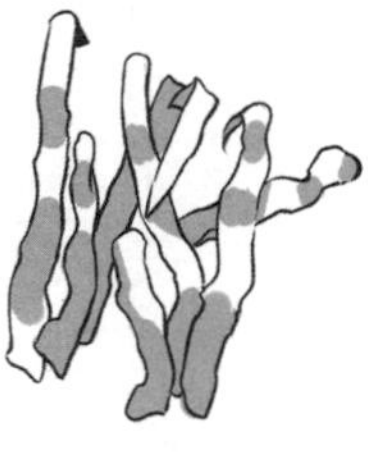

玉竹

## ∵酸棗薏仁湯，除邪安神助睡眠

濕為陰邪，其性黏滯，鬱閉陽氣，多致喜寐。那為什麼會導致不寐呢？濕易生熱，濕熱內擾神舍，所以致不寐；濕熱內著，變證最多。

去年夏天，有個二十出頭的小夥子來診所看病，他告訴我，自己已經連續失眠好幾天了，心中著實煩惱。由於晚上睡不好，導致白天的工作經常出問題，老闆雖然嘴裡沒說什麼，但已經明顯表現出不滿。原本想服用安眠藥來助眠，卻又擔心產生依賴性，有損身體健康，只好來求助中醫。

小夥子自述，自己之前看過中醫，被診斷為濕熱體質。我檢查後確認無誤，再加上當時正值暑濕季節，濕熱入心，心主血，溫病邪熱入血分，更容易擾亂心神，導致神昏、嗜睡等。因此，治療此病最好的辦法就是祛除濕熱，養好心脾，特別是要注意養心神、清心開竅、祛痰，進而助眠，振奮精神。

我給他開了些薏仁、茯苓、酸棗仁、牛黃、黃芩等藥物為主的方劑，連續服用一個星期之後，他說情況已改善許多。

接下來，我推薦他飲用酸棗薏仁湯，並再三提醒，以後暑濕季節如果失眠，或是受暑濕侵襲出現其他症狀時，可以熬此湯來喝。

因為酸棗仁有非常好的安眠效果，《神農本草經》之中提到，酸棗仁「主心腹寒熱，邪結氣聚，四肢痠疼，濕痹」。此外，紅色入心，酸棗仁入脾經和心經，能養護脾胃正氣，防止濕熱邪氣的產生，同時護衛心氣，阻擋濕熱傷心經，因此可以治療濕熱內擾而引發的失眠。薏仁健脾、利濕、除煩，與酸棗仁合用能養心、健脾、除濕熱，為安神助眠之佳品。

## 酸棗薏仁湯

**功效** 養心、健脾、除濕熱、安神助眠。

材料：酸棗仁十五克，薏仁三十克。

做法：酸棗仁洗淨後掰開，薏仁淘洗乾淨；兩者置砂鍋中，倒入三〇〇〇毫升的清水，熬煮至剩一半的時候即可。每天一劑，飲用時間沒有限制。

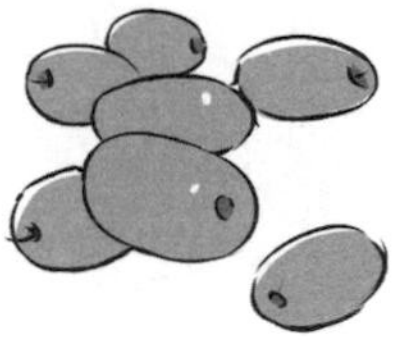

酸棗仁

## ∵ 絲瓜養心湯，補虛養心安神定驚

李先生是某公司的業務經理，有一次去一個陌生的城市拜訪客戶，當時正值七月，酷暑難耐，他下車之後發現司機停的地方，並不是客戶約定之處，便忙著尋找正確的地點，內心之中有些焦急，再加上暑熱、走了太多路等，見完客戶回來之後就病倒了。

病了三天之後他來診所找我，主訴身熱頭暈，心胸懲悶，渾身無力，食慾下降，便溏，小便不暢。我看了看他的舌頭，舌苔白膩，又幫他把脈，脈象濡軟略滑，屬暑外迫，濕陰中、上焦而引發，治療時應該從芳午宣化、辛開苦泄入手。

我給他開了添加鮮佩蘭、鮮藿香、大豆黃卷、制厚朴、陳皮、黃連等的藥方，患者連續服藥兩天之後身熱漸退，頭暈已減，不過胸腹仍然覺得非常悶，舌苔依舊白膩，脈象濡滑。於是我在前方的基礎上再添加草寇、杏仁，連續服藥三劑之後症狀痊癒。

雖然已解除症狀，但我仍提醒他喝些絲瓜養心湯鞏固療效，因為患者的病屬於熱邪深入營分，內閉心包，邪熱擾心，神明內亂，所以才會心胸懲悶，治療之道當以清心開竅、宣暢氣機為主。

此湯之中的豬心性平，味甘鹹，入心，有補虛養心、安神定驚之功，能治療氣血不足所引發的驚悸、胸悶、怔忡、自汗、失眠等症。夏季吃點豬心不但養心，而且火對心，心主血脈，出現心悸、胸悶、失眠、健忘、煩躁、心前區疼痛等症時很適合食用。

絲瓜味甘，性涼，入肝、胃經，能通行十二經；有清熱除濕、涼血解毒、解暑除煩、通經活絡、祛風化痰等功效；可治療熱病身熱煩渴、胸腹懋悶、痰喘咳嗽、腸風痔漏、崩漏、帶下、血淋等症。它又是夏季的時令蔬菜，與豬心合用能補養心氣、清熱利濕、除心胸懋悶；還可以讓皮膚潔白而細嫩、消除斑塊，乃美容之佳品。

### 絲瓜養心湯

功效 補養心氣、清熱利濕。

材料：絲瓜二百克，豬心五百克，荸薺、玉竹、韭黃、雞湯、調味料（鹽、胡椒、蔥薑）適量。

做法：豬心洗淨後切成薄片；荸薺削皮後備用；玉竹煮水後提取濃汁二十毫升；絲瓜削皮後切塊；上述食材配韭黃、雞湯，調入適量鹽、胡椒、蔥薑煸炒，淋上少許醋和麻油，每天一～二次。

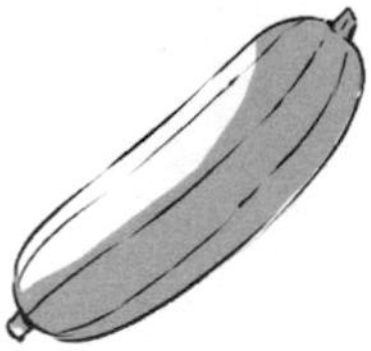

絲瓜

## 三 輕淨肺：濕熱毒肺氣不暢，淨化肺臟人無恙

### 肺臟很嬌氣，最怕濕熱襲

肺主氣，司呼吸，循著一呼一吸的節律，即可維持、調節全身氣機之正常出入。不過它很容易受到濕熱的侵害，導致呼吸功能減弱，變得「憋屈」。只有及時清除肺部濕熱，「憋屈」的感覺才會消失。

我們都曾屏氣凝神過，不到一分鐘，就已經憋得受不了了，由此可見，呼吸對於人來說是多麼重要啊。進行正常的呼吸需要口和鼻，不過它們只是氣體出入的一個外在關口，真正主控的是肺臟。

但是肺為嬌臟，很容易受病邪之侵害，從中醫的角度來說，肺屬陰，主行水，有濕潤的特點，而且怕熱，喜清涼。一旦溫邪犯肺，肺內的濕和熱就會和外熱互相勾結，形成濕熱，也叫肺熱。

肺被濕熱糾纏，呼吸功能就會減弱，正氣的生成和其在體內的運行也會受到影響，

導致身體發生各種病理變化，表現出胸悶、腹脹、倦怠乏力、聲音低怯、氣虛咳喘等。只有將肺內的濕熱祛除，才可以確保其主氣、司呼吸的作用正常，讓體內的氣機和外界進行暢通的交換，不至於憋屈。

想要清除肺內的濕熱，應當從以下幾方面著手。

**1. 多喝水、吃除濕養肺食物**

每天的飲水量至少需要一五〇〇毫升以上，平時也要多吃些有除濕、滋陰養肺功效的食物，如梨、銀耳、百合、枇杷、薄荷、蜂蜜、冰糖等，也可以直接用其熬湯。

**2. 日常保健不可少**

秋冬季節天氣轉涼，病毒、細菌蠢蠢欲動，此時應當做好預防保健工作，特別是遇到霧霾、揚塵天氣時，出門記得要戴上防塵口罩，避免肺部受到傷害，誘發咳嗽，出現肺熱，最後變成濕熱。癮君子最好戒菸，減少對肺臟的傷害。

**3. 加強體育鍛鍊**

在空氣新鮮的地方散步、慢跑或練瑜伽、打太極等，都能增強肺部的抵抗力，預防濕邪入侵。

## 4. 做做「養肺功」

養肺功能夠增加肺活量，通達肺氣、疏通肺脈，祛除肺內濕熱。

**【養肺功步驟 ❶】**

採取坐姿，放鬆身心，調勻呼吸，雙腿自然伸直、交叉。

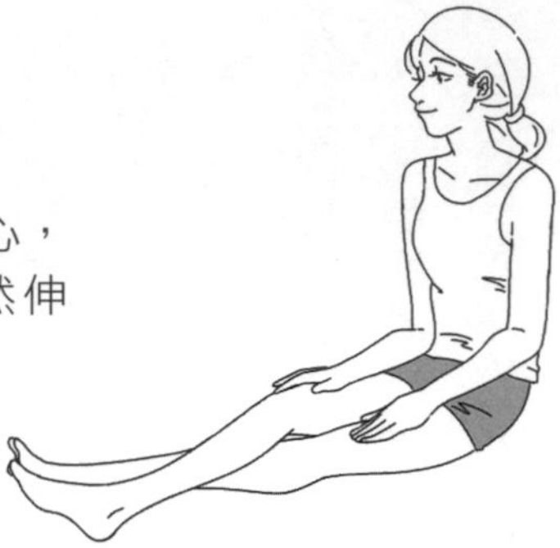

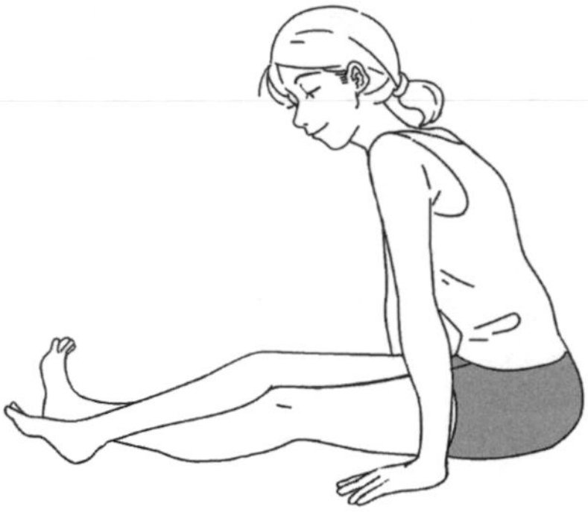

**【養肺功步驟 ❷】**

身體前躬，彎腰，左右兩手支撐地面。

**【養肺功步驟 ❸】**

稍微用力向上抬起身體，持續 3 ～ 5 秒之後放下，重複此動作 3 ～ 5 次為一遍，共做 3 ～ 5 遍。

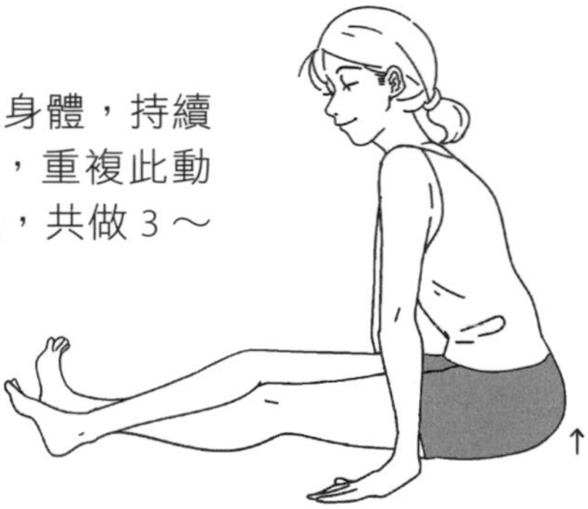

## ∵川貝母燉雪梨，清肺熱止咳嗽

肺熱咳嗽是由肺內鬱熱、肺氣失宣而致的，容易發生在免疫力低下的兒童和老人身上，以中醫學的範疇而言，其屬於溫病學。

咳嗽是一種常見症狀，多數人都會認為這沒什麼大不了的，吃點止咳藥就行了。雖然偶爾、普通的咳嗽，只是人體的保護性呼吸反射動作，作用是清除呼吸道內的分泌物或異物，可是如果長期、頻繁、劇烈地咳嗽，即為病理現象。

咳嗽主要為外邪襲肺，飲食不節，過食肥甘，蘊積化熱，火熱上乘或情志抑鬱，肝經蘊熱，木火刑金導致肺中鬱熱，煉液為痰，痰盛生熱，肺失宣肅，所以頻繁咳嗽，痰難咯出。每到季節更替之時，溫差變化大，咳嗽就容易多發。

去年冬天，一個十幾歲的孩子來看病，他告訴我，隨著冬天的來臨，氣溫驟降，他已經咳嗽好幾天了，止咳藥沒停過，卻一直沒有好轉。

患者咳出的痰不多，但屬於黃痰，人總是覺得困乏、納差，其舌質淡、舌苔黃膩，脈細數，關寸大，乃風寒外感、肺胃上逆、氣滯不降導致的肺熱咳嗽，因此應當從健脾和胃、清肺降逆、化痰止咳著手治療。

我給孩子開了相應的方劑，囑咐他回去之後，請媽媽每天煎一副，同時寫了一個藥膳方——川貝母燉雪梨，作為輔助。

川貝母有化痰止咳、清熱散結的效果，能治療久咳痰喘；梨性味甘寒，入肺經，收清熱、化痰、止咳之功。二者並用，即可止咳化痰、清熱滋陰，減輕咽乾喉癢、喉痛失聲的困擾。

治療咳嗽時要注意辨證施治，不能剛出現症狀就自行服用止咳藥，雖然藥物能暫時緩解咳嗽的不適，卻無法根除；不對症，咳嗽就會反覆發作。肺熱咳嗽多發生在肺熱感冒而發燒、流黃涕等症的癒後。此時，可透過知母冬瓜湯來進行後期的調養。

知母清熱瀉火、生津潤燥，經常用來治療肺熱燥咳、外感風熱、高熱煩渴、骨蒸潮熱、腸燥便祕等症，與有清熱解毒、利水消痰、除煩止渴、祛濕解暑的冬瓜搭配，能清熱化痰，非常適合肺熱咳嗽、痰黃黏稠的患者服用。

### 1 川貝母燉雪梨

功效 止咳化痰、清熱滋陰。

**材料：**大雪梨一個，川貝母五克，冰糖適量。

**做法：**川貝母研磨成粉；雪梨洗淨後去蒂（勿扔），將芯挖出；將川貝粉、冰糖嵌入雪梨內部，之後蓋上梨蒂，用牙籤固定，放到燉盅內，燉四十五分鐘即可。

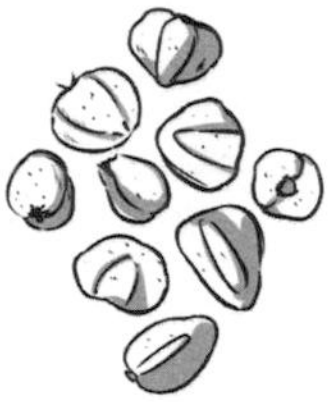

川貝母

## 2 知母冬瓜湯

功效 清熱、化痰。

材料：知母二十克，冬瓜二五〇克，鹽、雞油各適量。

做法：知母洗淨，冬瓜洗淨切塊，一同放到燉鍋中，倒入適量清水，開大火煮沸後，轉成小火繼續煮半小時，再調入適量鹽、雞油，煮沸即可。每天一次，佐餐或單獨食用均可。

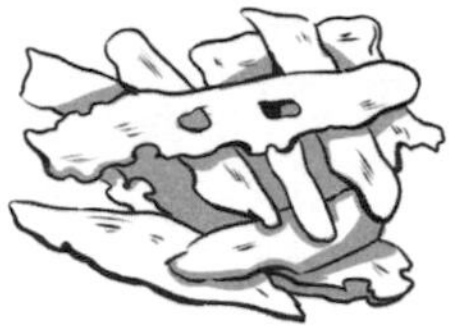

知母

## 枇杷清肺飲，解毒散結除痤瘡

痤瘡是困擾很多年輕人的皮膚病，容易發生在面部，一般在青春期過後會減輕或痊癒，主要表現形式包括：粉刺、丘疹、膿皰、結節等。男性多於女性，其誘因很多，常見為內熱熾盛、外受風邪，包括肺熱、脾胃濕熱、熱毒、血瘀痰凝等不同類型。

幾年前，女兒的大學同學來家裡作客，她的皮膚白皙，身材高挑，但可惜在長了一臉的痤瘡。閒聊之際我才得知，這個女孩從十五歲開始長痘痘，到今天已經有六七年了，塗過藥膏，試過去痘的洗面乳，就是不見好。後來面部的丘疹逐漸「連成一氣」，形成又大又紅腫的硬結，潰破之後可以擠出渣狀物，癒合後有疤痕。

我對女孩做了一番檢查，發現她的舌質紅，舌苔黃膩，脈沉弦，斷定為肺胃濕熱，外感毒邪，血熱蘊結，便採用清肺胃濕熱、活血化瘀、解毒散結的方法為其治療，推薦她喝枇杷清肺飲。

枇杷果可祛痰止咳、生津潤肺、清熱健胃；桑白皮能瀉肺平喘、行水消腫，二者搭配則有清肺胃之熱的效果。

在中醫看來，痤瘡和濕熱有著密切關係，因飲食不節而傷脾胃，或臟腑功能虛弱，都會導致運化失常，濕熱蘊結在腸道之中無法下達，反而上蒸，阻在肌膚就會形成痤瘡。特別是氣候乾燥、過食辛辣刺激之品後，更會助濕化熱，導致痤瘡遷延不癒。

對於這類患者來說，有良方調理雖然管用，但關鍵還是在控制飲食，要做到清淡、無刺激、易消化，少吃肥甘厚味之物，多吃新鮮果蔬，多喝水，保持大便暢通。

起居也要有規律。現在年輕人的生活真讓我瞠目結舌，常常加班到很晚、熬夜打遊戲、過了睡覺時間還在聚會玩樂的大有人在，可以說，這種不重視休養生息的錯誤觀念，也是引起體內各個臟腑叢生濕熱的源頭。痤瘡出現之後，要記得用溫水清潔臉部，不可拿鹼性肥皂來去油脂，也不能擠壓皮疹，以免誘發感染。濫塗外用藥的方法就更不可取了，輕者症狀反覆發作，重者甚至會加重症狀，後果嚴重。

## 枇杷清肺飲

功效 清肺胃之熱。

材料：枇杷、桑白皮各六克，黃連、黃柏各三克，人參、甘草各一克。

做法：1. 將上述藥材一同放入鍋中，倒入一碗半清水，煎至一碗，空腹飲服。

2. 也可以將上述藥材研成粗末，分裝到兩個空茶包內，每天上午、下午分別用沸水沖泡，代替茶來飲用，平均十五天為一個療程。

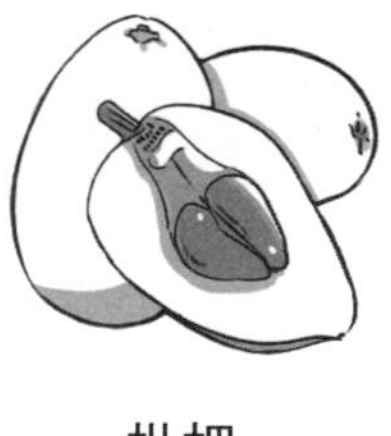

枇杷

## ∴五行養肺湯，平衡陰陽防外邪

肺氣，即肺之精氣，主要表現為肺主氣，司呼吸，主宣發肅降，通調水道，朝百脈而主治節。《黃帝內經》之中有云：「諸氣者，皆屬於肺。」

肺主氣的功能主要包括兩方面：呼吸和一身之氣。透過肺的呼吸作用，不斷吸入外界的清氣，排出體內的濁氣，吐故納新，讓身體和外界的環境之間進行氣體交換，進而維持人的生命活動過程；而一身之氣指的是肺主體內之氣的生成和運轉，也就是調節全身的氣機，在有規則的呼吸下，身體中各個臟腑之氣的升降出入通暢協調。

肺之呼吸失常，不但會影響到宗氣（積於胸中之氣）和一身之氣的生成，還會導致氣的不足，也就是「氣虛」，具體表現為少氣不足以息，聲低氣怯，肢倦乏力等症，也就是各個臟腑經絡之氣的升降出入運動失調。

肺主行水，指的是肺氣之宣發肅降作用，推動、調節全身水液之輸布、排泄，主要指兩方面。

一是透過肺氣之宣發，將脾氣轉輸至肺的水液和水穀精微中較清澈的部分，向上向外布散；向上到達頭面諸竅，向外達到全身皮毛肌腠以濡潤之；輸送至皮毛肌腠的水液，在衛氣的推動下化成汗液，同時有節制地排出體外。

二為透過肺氣之肅降，把脾氣轉輸到肺的水液和水穀精微中相對稠厚的部分，向內向下輸送到其他臟腑，同時將臟腑代謝過程中產生的濁液，往下送達至腎，轉化成尿液。

一旦肺氣受到外邪侵襲，失宣發之效，水液向上向外的輸布就會失常，表現出無汗、全身水腫等症；內傷及肺，肺失肅降，水液無法下輸其他臟腑，則濁液不能下行到腎或膀胱，表現出咳逆上氣、小便不利或是水腫。

肺氣行水的功能當機，脾轉輸至肺的水液無法正常布散，聚集在一起，就形成了痰飲水濕；水飲蘊積於肺，阻塞氣道，就會有礙氣體交換，表現出咳喘痰多，甚至無法平臥；病情繼續發展，會有全身水腫的情形，影響臟腑功能。水液之輸布障礙主要為外邪侵襲，導致肺氣之宣發失常，所以臨床上多選擇宣肺利水之法治療此病。

肺朝百脈是指全身血液透過肺之呼吸作用，交換身體內外的清濁之氣，之後利用肺氣之宣降，將富含清氣的血液經百脈輸送到全身各處。身體的血脈都屬於心，心為血液循環之基本動力，但運行要依賴肺氣之推動、調節，也就是肺氣有助心行血之功。

肺透過呼吸運動可調節全身之氣機，進而促進血液之運行。其所吸入的清氣，和脾胃運化來的水穀精微，結合成宗氣；宗氣有貫心脈、推動血液運行之功。只要肺氣充沛，宗氣旺盛，身體的氣機自然順暢，血行也會正常；如果肺氣虛弱或壅塞，無法助心行血，就會導致心血運行不暢，甚至出現血脈瘀滯。

肺主治節，即指肺有治理調節呼吸、氣、血、水的作用，主要表現在四個方面：協調肺氣之宣發和肅降，維持順暢均勻的呼吸，讓身體中的內外之氣得到正常交換；利用呼吸調節一身之氣的升降出入，確保全身氣機通暢；透過肺朝百脈和氣之升降出入，輔助心臟推動、調節血液運行；透過肺氣之宣發、肅降來治理、調節全身水液之輸布、排泄。

所以，只要養好肺，即可確保肺和身體之正氣不虛，防止濕熱等邪氣的侵襲。那麼，要如何來養肺呢？不妨試試五行養肺湯。

此湯之中的蓮子、銀耳均為養肺佳品（白色食物入肺）。前者能清心醒脾、補中養神、健脾補胃、益腎、澀精止帶、滋補元氣；後者則可補肺潤肺，有強精、補腎、益胃、補氣、和血、強心、壯身、補腦提神、美容嫩膚、延年益壽等功效。

另外，紅豆入心，有利水除濕、消腫解毒之功，能夠治療水腫、足癬、黃疸、瀉痢、便血、癰腫等症；水濕停滯於身體之中引發的疾病，均可用紅豆除濕。綠豆則是養肝膽，從五行、性味、歸經的角度來說，綠色入肝，而且可除濕熱、排毒。黑豆也有養腎、清熱、排毒等功效。

經常喝五行養肺湯能夠調理五臟六腑，平衡身體之陰陽、氣血，利於維持正常的肺功能，防止外邪入侵肺臟和肺經。日常生活中，有濕熱體質者應經常飲用。

## 五行養肺湯

功效 平衡陰陽、防外邪。

**材料：** 蓮子、紅豆、綠豆各十五克，黑豆二十克，銀耳十克，山藥五十克，冰糖適量。

**做法：** 蓮子、銀耳洗淨後泡發；紅豆、綠豆、黑豆分別洗淨後，放到清水中浸泡兩小時；山藥去皮後洗淨；將上述食材放入砂鍋中，倒進適量清水，熬煮至豆開花，湯濃稠，放溫後調入適量冰糖即可。

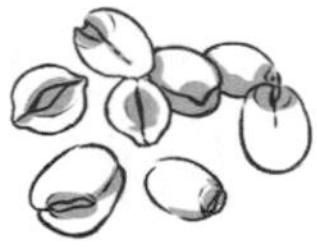
蓮子

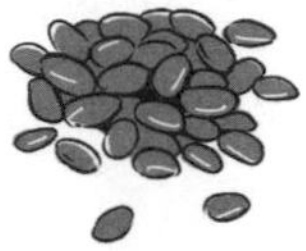
紅豆

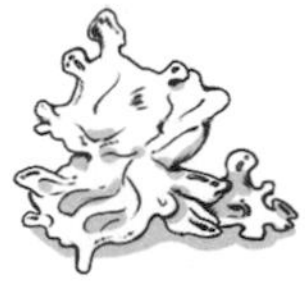
銀耳

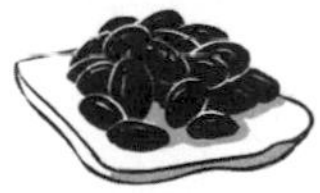
黑豆

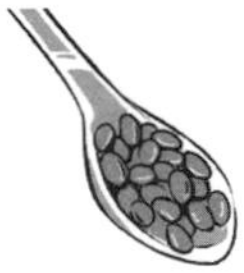
綠豆

## 加味百合湯，利濕清肺防哮喘

記得好幾年前，有兩個人攙扶一位三十出頭的女士走進診所，據家屬告訴我，之前患者的哮喘發作，已經採取了緊急措施，這會兒看起來好多了。我讓患者先平心靜氣，不要說話，之後幫她把脈，脈象浮數，按之有濡，舌頭有濕熱之象，說明她患的是濕熱哮喘。

我給患者開了藥，又交代其家人，可煮點加味百合湯讓患者服用，因為對病情的痊癒大有益處，同時一再叮嚀，日常飲食一定要清淡，切忌大魚大肉、辛辣刺激等。

魚蝦蟹肉等葷菜、油膩食物容易導致脾虛，飲食不規律，痰濁內生，上乾於肺，壅阻肺氣，誘發哮症。辣椒、胡椒、生薑等辛辣之品會刺激呼吸道，加重咳嗽，所以要避免食用，以防哮喘發作。

百合有潤肺止咳、清心安神的功效，對哮喘患者好處多多；而這類病患最怕的就是情緒激動，所以要借助百合的補中益氣作用，讓正氣不虛，邪氣無法上行，不易導致哮喘等症；再加上其性涼，因而對濕熱症能發揮應有的效果。

紫蘇葉可行氣寬中、消痰利肺、和血、溫中、止痛、定喘、安胎，能夠有效防治哮喘。

桑白皮能瀉肺平喘、利水消腫，可治療肺熱咳喘、面目水腫、小便不利等症，也是治療濕熱哮喘的良藥。薏仁則是清濕熱、健脾利濕的好幫手。

將上述藥材搭配在一起，即可達到利濕清肺、定喘的目的，非常適合濕熱哮喘或濕熱咳嗽的患者服用。

### 加味百合湯

**功效** 利濕、清肺、定哮。

材料：百合、桑白皮、紫蘇葉各十克，薏仁二十克。

做法：將百合、薏仁、桑白皮、紫蘇葉分別清洗乾淨，一同放到砂鍋中，再倒入二〇〇〇毫升清水，煮沸後轉成小火繼續熬煮至一〇〇〇毫升，放溫之後濾汁服用。

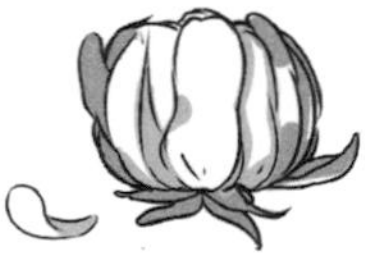
百合

## ∵竹筍西瓜皮鯉魚湯，緩解脾濕哮喘症

哮喘是常見的呼吸系統疾病，發病時非常痛苦，呼吸困難，臉被憋得紅紫，需要隨身攜帶緩解病症的噴劑，以免造成憾事。

中醫將哮喘列在「哮證」、「喘證」的範疇，主要為感受外邪或飲食、情志失調，引動內伏於肺的痰飲；痰氣阻塞，使得肺氣得不到宣降，突然出現氣喘痰鳴，甚至會有危險徵候發生。這類疾病基本上無法治癒，會反覆發作，但是透過治療能控制其症狀。

我曾經接診過一個年僅八歲的哮喘患者，他的體質非常虛弱，經常感冒、咳嗽，幾乎每個月都會發作，五歲時就已經被確診為哮喘。正是因為這個毛病，讓孩子比同年齡者更瘦小。他的媽媽告訴我，兒子平時的食慾也不怎麼好。

那個孩子從進門開始，就一個勁兒地咳嗽、打噴嚏，據他媽媽說，還有些便溏。經過詳細檢查，發現孩子的舌苔薄白，確診其所出現的是脾肺兩虛之證。脾虛，則水濕運化不利，痰濁內生，上貯於肺，是誘發哮喘的內因；肺虛，則外衛不固，使得誘發疾病的外邪趁機入侵；土生金，若脾虛，則肺衛不固。因此，治療此類哮喘應當從補肺固表、健脾益氣、祛風化痰著手。

在連續服用七劑湯藥之後再來複診時，孩子的症狀已經得到顯著的緩解；繼續服藥半個月之後，我便讓他停藥，請家長烹調竹筍西瓜皮鯉魚湯來調理孩子的身體；喝

了此湯三個月之後，孩子的哮喘幾乎不再發作。

竹筍性甘，微苦涼，雖然其補益效果並不突出，但是味道很清爽，有開膈消痰、通利二便之功，能讓痰濕汙濁透過大小便排出體外；西瓜皮性味甘淡微寒，可利水輕身，和竹筍搭配，既能提升其利水的作用，又能保留味道之甘美。

眉豆、鯉魚和薏仁均為健脾利濕之品；生薑性味辛溫，不僅能辛散水汽，還能讓竹筍在通利的同時不傷脾陽。將上述食材搭配在一起，可有效健脾利水，非常適合脾胃虛弱者服食。

脾為人體後天之本，飲食水穀能成為補養生命的氣血，也可能成為痰濁，關鍵在脾胃的運化功能。若脾虛，長時間失健運，就會飲食不化，水濕鬱內，痰濁內生，上乾於肺，形成哮喘。因此，脾虛而化痰濕者，要注意平時增加健脾化濕食物的攝取，減少哮喘的發作次數。

## 竹筍西瓜皮鯉魚湯

**功效** 健脾利水。

材料：鯉魚一條，鮮竹筍、西瓜皮各五百克，眉豆六十克，薏仁十克，紅棗、生薑各適量。

**做法：**竹筍去殼後削掉老皮，切片，放到水中浸泡一天；鯉魚清理乾淨之後洗淨；眉豆、西瓜皮、生薑、紅棗全部洗淨之後放到鍋中，加入竹筍和西瓜皮，開大火煮沸，之後轉成小火繼續煲兩小時，調味，分成二～三次服下。

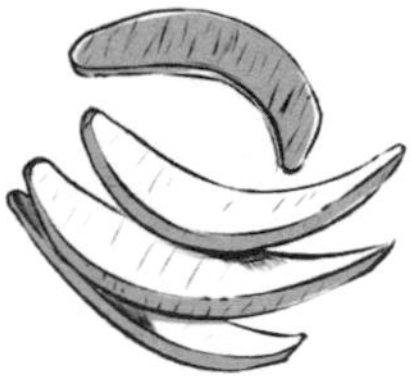

西瓜皮

## ∵常用三仁湯，清肺化瘀止咳嗽

濕熱為病，以濕為主，多為南方梅雨、長夏季節，濕熱之邪由外向內侵襲，使肺衛受邪，但因本體不同，遂表現出濕熱在表和濕熱鬱肺兩種不同證候。濕熱在表，指濕鬱肌表，衛陽被遏而表現出惡風或發熱，頭身困重，胸悶無汗，肢節痠楚，口黏不渴，或者渴不喜飲等，病位在表。暑熱鬱肺證表現為濕熱鬱肺、肺失宣降為主的咳嗽症狀，病位在肺。

濕熱咳嗽並不少見，治療時當以清肺、利濕、除熱入手。那麼如何辨別是否為濕熱咳嗽呢？

濕熱咳嗽的熱重於濕者，會因為肺氣不宣，熱傷津液，常常痰少質黏，咳吐不利；濕重於熱者，可能痰稀量多。熱證而脈不數，舌質紅而舌苔白厚膩。熱證而面部紅反淡黃，精神不煩躁反呆滯，口乾而不引飲，喜溫飲，大便數日不解而不燥結，大便溏而排不爽，身體困怠而活動後稍減等。病程長，病情纏綿不癒，而且有一般濕熱證症狀。

臨床上治療濕熱咳嗽時，最常用的是千金葦莖湯加味，效果非常好。基本處方：葦莖、冬瓜仁、桃仁、薏仁、杏仁、車前子、前胡等，不過此方是為治療痰血熱邪互結肺臟、久而成膿的肺癰而開，主要作用是清肺化瘀，所以利濕之力不足，止咳的效果不理想，也沒有降肺的功效。因而在原方的基礎上，加用有止咳功效的杏仁來調理。一般的家庭在防治濕熱咳嗽時，可試試三仁湯。

杏仁有宣肺止咳的功效；冬瓜仁可清熱利濕降肺；薏仁能利濕、健脾、清結熱之源。三者合用，即可清熱利濕生津、宣肺化痰止咳，有效治療濕熱咳嗽。

## 三仁湯

**功效** 清熱利濕生津、宣肺化痰止咳。

材料：冬瓜仁、薏仁、杏仁各二十克。

**做法：**三種藥材分別淘洗乾淨，之後一同放入砂鍋之中，倒入二〇〇〇毫升清水，熬煮至水沸後轉成小火，至水剩一半的時候即可。

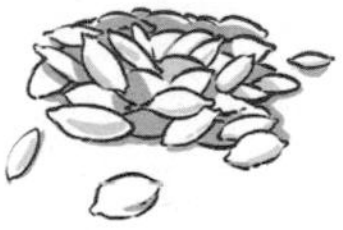
冬瓜仁

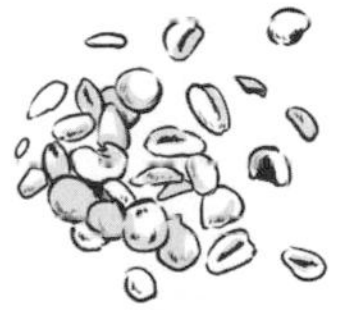
薏仁

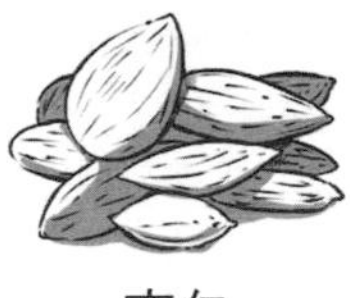
杏仁

## ∵經常按肺經，養肺防濕熱

暑熱之邪或暑濕、濕熱之邪會透過衛表或口鼻入侵到肺經，導致肺絡受傷，肺氣無法宣降，表現出夜不能安且不能寐等。嚴重者會出現咳嗽、咯血，肩背和上肢前面外側發冷、麻木痠痛等。因此，防治濕熱侵襲肺經、提升肺氣非常重要。那麼該吃藥嗎？還是食療即可？

藥物在祛除身體濕熱的同時，會產生一些毒副作用，而且中藥大都苦口難嚥，讓很多人望而止步。而食療的方法，對於現代人來說，也不容易；忙碌的生活使得大家幾乎沒有什麼時間在家裡吃飯，而外食又很難達到治病的目的。這時，就只能靠循經按摩了，只要每天抽出幾分鐘的時間，即可達到祛除體內濕熱的目的，不用刻意地去吃，也不需良藥苦口，可說是一舉多得。

數月前，有一位患者來看病。他得的是感冒，確切地說是濕熱感冒，在幾近痊癒時突然開始咳嗽，而且每次一咳嗽，都會連續咳很長一段時間；我幫他把了脈，脈象基本平穩，稍微有些肺氣虛弱，所以我要求他好好養肺，並利用最簡單的循手太陰肺經按摩來輔助。

手太陰肺經主治和肺有關的病症，包括咳嗽、氣上逆而不平、喘息氣粗、心煩不安、胸部滿悶、上臂和前臂內側前面疼痛或厥冷，或掌心發熱等。肺經若無偏虛，熱則不易受外邪侵襲而患病，濕熱之邪也就不容易傷害到肺臟，不會表現出濕熱傷肺經之病症。由此可見，養足肺經之氣血實屬首要。

開始按摩時，可以參照經絡圖來慢慢摸索，也可以諮詢中醫師幫忙指導穴位位置、按摩方法等，即可輕鬆掌握經脈走向。

## 按摩肺經

功效 養肺、防濕熱。

### 「手太陰肺經」循行路線

①起於中焦（腹部），向下聯絡大腸，回過來沿著胃的上口貫穿膈肌，入屬肺臟，由肺系（氣管、喉嚨）橫行出胸壁外上方

②走向腋下

③沿著上臂前外側到肘中，之後沿著前臂橈側下行到寸口（橈動脈搏動處）

④再沿著手掌大魚際外緣出拇指橈側端。其支脈由腕後橈骨莖突上方分出，經手背虎口部至食指橈側端，經氣由此和手陽明大腸經連接。

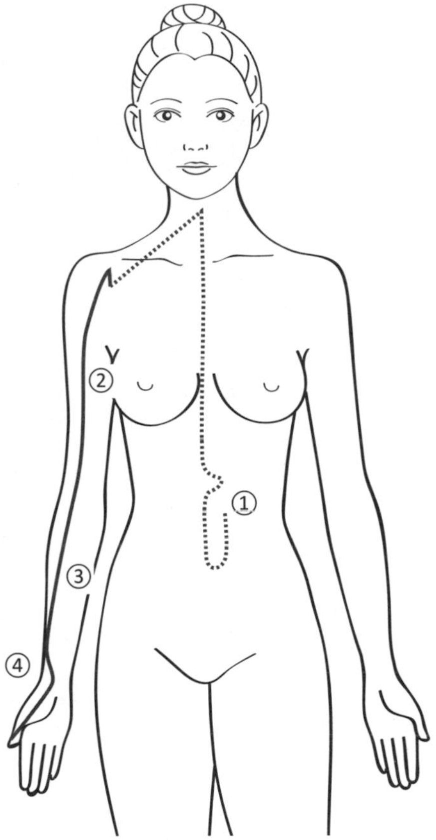

肺經當令的時間是凌晨三點～五點，此時正是人體處於深度睡眠的時段，若能得到充分的休息，便可發揮「肺朝百脈」的功能，把氣血津液輸送到全身臟腑。按摩肺經的最佳時間是早上五點～七點，此時剛好大腸經當令，正是人應該覺醒起床、上大號的時刻，而肺經和大腸經互相絡屬，構成表裡關係，生理病理上彼此影響。因此，在大腸經當令時按摩肺經非常適合，不但互通表裡，也能讓肺經之氣血更加充足。

而且早上五點～七點這段時間，周遭環境安寧不吵雜，利於各項操作的進行，按摩肺經能喚醒身體，讓人保持充沛的精力。

按摩肺經最好由大腸經絡結的地方開始進行，每次至少按摩三～六遍，用掌推，同時在每個肺經穴位上稍稍按揉。持續按摩能夠確保肺系健康，防止各種濕熱外邪侵襲。

# 四 輕淨肝：濕熱毒肝邪火旺，疏肝清膽保康健

## ∵肝膽濕熱，務必當心

濕熱蘊結於肝臟之中很容易誘發疾病，表現出脅肋脹痛灼熱、腹脹厭食、口苦泛惡、小便短赤或黃、大便不調、身目發黃、舌紅苔黃膩、脈弦數等。

想要清除肝膽濕熱，應當以利濕清熱、清肝利膽為原則，涼血化瘀、排淨毒血為主。

濕熱一旦潛入體內，就會像個瘋狂的侵略者一樣，肝臟受其侵襲之後就會表現出肝膽功能異常。

對於肝膽濕熱，千萬不能掉以輕心，應當「全副武裝」將其清除出去。以下幾種方法可以多加利用。

### 1. 合理用藥

當肝膽因為濕熱的侵襲而表現出一系列的症狀時，應當在醫師的指導下服用龍膽瀉肝丸、清肝利膽口服液等中成藥。

### 2. 飲食調養

平時適當吃些涼性新鮮蔬果，有助於清肝火、除膽濕。蔬菜包括芹菜、豆芽菜等，水果則為蘋果、香蕉、葡萄、西瓜等。也要多喝些溫開水，避免吃蔥、薑、蒜、辣椒、羊肉等溫熱食物，少吃荔枝、龍眼、橘子、石榴等溫性水果。

### 3. 心情愉悅

想要袪除肝膽濕熱，應當保持舒暢的心情，因為不良情緒會導致氣機不暢，肝功能下降，加重濕熱症狀。

### 4. 多運動

運動能讓氣機變得更加通調，利於體內濕熱的排出，每天散散步、慢跑、打打太極拳都是不錯的選擇。

## 5. 穴位按摩

手掌貼著肋骨外側緣，沿著肋骨一條一條向上推，推至第六、七肋骨間時動作可以放緩，因為這個地方有個期門穴。它為肝之募穴，肝病都會在這個地方顯現出不同程度的疼痛。此外，第七、八根肋骨間的日月穴為膽之募穴，沿著肋骨間隙推至腋下之後，順著手臂、手掌到指尖一直推下去就可以了。

### 按摩期門穴、日月穴

功效 疏肝、清膽。

① 由乳頭直下的兩條肋骨，即第六和第七肋骨之間為期門穴，距前正中線四寸。

② 第七和第八肋骨之間，前正中線旁開四寸，即日月穴。

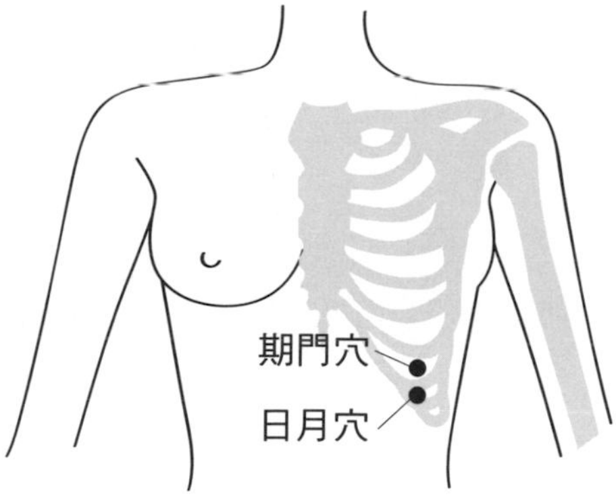

## ∵女人有異味，肝火是凶手

每個女人都希望自己的身體能散發出特有的清香。然而實際上，很多女性在成年之後，反而會冒出讓自己惱火的「魚腥味」。

春季時，很多女性朋友會發現自己不僅容易口苦口乾、渾身乏力，下體還出現陰部瘙癢、白帶增多等毛病，有時白帶中夾著血絲，散發出濃濃的腥臭味，實在讓人厭惡，實際上，這就是我們經常說的「陰道炎」。

「陰道炎」是常見的婦科疾病，尤其好發於已婚女性，但其發病並不會帶來顯著的不適，再加上是私密的問題，更加難以啟齒，便選擇了忽視，任其發展。可是，陰道炎如果不及時治療，很可能會演變成骨盆腔發炎、膀胱炎、尿道炎、腎盂腎炎等。

從中醫來看，陰道炎是肝經鬱熱導致的。肝喜歡疏泄，若肝氣長時間鬱結，就會在體內生火，肝木易剋脾土，肝火旺盛，脾胃功能就會受損，脾胃受損，水濕就會停留在身體之中。

水濕和內火爭鬥的時候，就會沿著肝經向下走。足厥陰肝經會繞經陰部，濕熱當然就直接侵門踏戶，如此一來，給細菌、寄生蟲提供了棲息之地，便誘發上述症狀。因此，女性想要離「魚腥味」遠一點，首先要做的是熄滅肝火、消除內熱，還要注意殺蟲止癢。對於此類患者，我推薦雞冠花藕汁。

雞冠花味甘性涼，入肝經和大腸經，能治療赤白帶下、崩漏、便血等症；蓮藕性寒涼，有健脾益胃、清熱養陰、涼血行瘀等功效。一般來說，女性產後忌食生冷之品，不過藕為消瘀之物，通常是不禁的。將蓮藕榨汁食用，不僅不會流失營養，而且容易消化。將兩者結合在一起，收澀止帶的同時，又能清熱養陰，婦科疾病自然不會再找上門。

容易有異味的女人要注意：日常生活中忌食辛辣、甜膩的食物；魚蝦等海鮮類也儘量少吃一些，因為牠們容易助長體內的濕熱，使得陰部瘙癢的症狀變得更加嚴重。多吃些能利濕的食物，如冬瓜、紅豆、綠豆、薏仁等；另外，要選購貼身、舒適、透氣性佳的內褲，適當運動，或是刺激隱白穴，都能在一定程度預防婦科疾病。

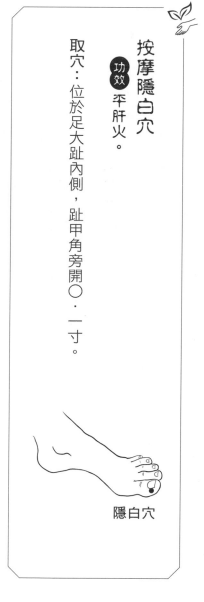

### 按摩隱白穴

**功效** 平肝火。

取穴：位於足大趾內側，趾甲角旁開〇．一寸。

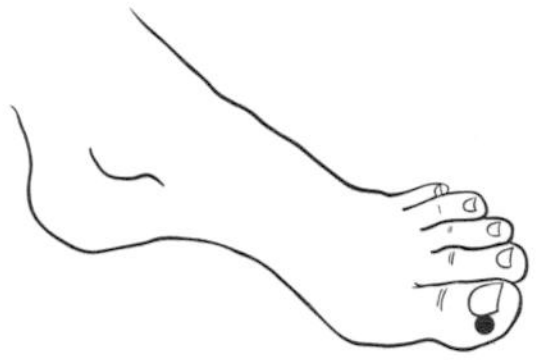

隱白穴

### 雞冠花藕汁

**功效** 清熱養陰、收澀止帶。

**材料：**鮮雞冠花六百克，鮮藕汁五百克，白糖少許。

**做法：**鮮雞冠花洗淨之後放進鍋中，倒入適量清水煎汁，二十分鐘後過濾取汁，之後加水繼續煎；重複上述操作兩遍，將三次煎取的汁液混合在一起，開小火慢熬，至汁液變少快乾鍋時加入鮮藕汁五百克，繼續煮幾分鐘，關火，調入少許白糖攪拌均勻，曬乾，研成粉末，放到乾淨的容器內。服用時以沸水沖開，每天早晚各服十克。

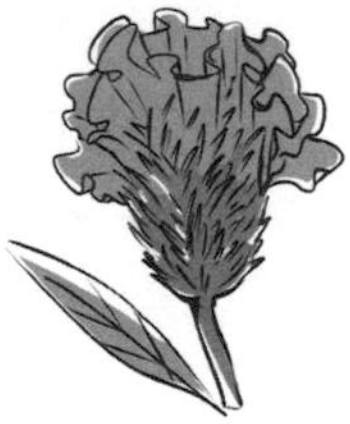

雞冠花

## 綠色食物，清肝瀉火之首選

從中醫五行理論上說：「肝主青色，青色入肝經。」青色（即綠色）食物多有清肝瀉火之功，因此，養肝的過程中綠色食物必不可少。

某天，一位女士前來求診，只見她眉頭深鎖，面顏不舒，在我詢問之下，才吐露自己經常處於憂鬱狀態，不自主地唉聲嘆氣。當時正值暑熱之季，她還告訴我渾身都覺得不舒服，睡眠淺，早晨起床之後腰痠背痛，尿少黃，大便黏膩，沒有規律，肢體困倦無力，右脇隱痛，最困擾的是一臉的痤瘡和紅紅的鼻翼，嚴重影響到既有的容貌。

了解完她的情況之後，我並沒有開藥方，而是請她回去之後，每天都吃綠葉蔬菜，或是綠色的瓜果類食物，儘量少吃肉食，避免吃油炸物，一定要堅持下去。十天左右，那位女士又回來複診，高興地告訴我現在已經感覺好多了。

她的症狀之所以可以用這麼簡單的方法就能改善，主要原因有二：一是經我口中說出，她在心理作用下認為這樣做一定有效；二是綠色食物有養肝、清熱解毒、利濕的功效。再加上她克制肉食和油炸物的攝入，間接地為肝臟排毒淨化，體內的毒素減少了，疾病自然就會痊癒。

綠色食物爽口多汁，有利尿作用，所以能養肝清濕熱，接下來，就為大家介紹幾種常見的好選擇。

### 1. 菠菜

菠菜性涼，味甘，有養血、止血、斂陰、潤燥的功能，可治療衄血、便血、壞血病、消渴引飲、大便澀滯等症，而且也是滋肝養肝、除濕除熱的佳品。

## 2. 芹菜

芹菜性涼，味甘辛，無毒，入肺經、胃經和肝經，有清熱除煩、平肝、涼血止血的效果。現代醫學研究指出，因肝藏血，芹菜中鐵含量較高，可以補血，因此多吃能補肝血、清熱、解毒、預防肝火旺盛，而且還有利水利尿之功，因此養肝、除濕熱的時候少不了芹菜。

## 3. 花椰菜

花椰菜性涼，味甘，可助消化、增食慾、生津止渴。用其煎湯頻飲，清熱解渴、利尿通便。此外，多吃花椰菜還能保護血管壁，其中豐富的維生素C能增強肝臟的解毒功能，提高免疫力，預防感冒、壞血病。

## 4. 奇異果

奇異果性寒，味酸、甘，有調中理氣、生津潤燥、解熱除煩的功效。可生食，也能去皮之後與蜂蜜一同煎湯，主治消化不良、食慾下降、嘔吐、燒燙傷等症。或榨汁與生薑汁調服。奇異果能提升人體免疫功能，治療肝臟疾病、消化不良、貧血、泌尿系統疾病、呼吸系統疾病、腦疾病等，還能增加紅血球數量，堅固牙齒、指甲。

### 5. 韭菜

韭菜可補腎、溫中行氣、散瘀、解毒。能治療腎虛陽痿、裡寒腹痛、噎膈反胃、胸痹疼痛、衄血、吐血、尿血、痢疾、痔瘡、癰瘡腫毒、漆瘡（因接觸漆而引起的一種皮膚病症）、跌打損傷等。其所含的揮發性精油和硫化物，會散發出獨特的辛香氣味，能疏調肝氣，提升食慾，增強消化功能。

除了上述幾種綠色食物之外，綠豆、豌豆、青蔥、豇豆等，也均有養肝、清濕熱的效果。

## ❖ 玫瑰疏肝茶，柔肝醒脾平脅痛

去年夏天，有位四十開外的女士來看病，據她自述，從兩年前開始兩脅不時隱痛，身乏體重，眼球昏黃；聽她說完病情，我初步診斷是肝鬱，因為兩脅痛多和肝膽瘀滯有關。

患者告訴我，自己是一個非常情緒化的人，經常發怒，隨著更年期臨近，情緒就更不穩定了。我看了看她的舌頭，舌質暗，舌苔黃，把脈後發現尺脈浮數，說明肝有濕熱，應當透過疏肝利膽、清濕熱的方法來治療。我幫她開了幾劑除濕熱的處方，連續服用五劑後，兩脅痛的症狀得到了緩解，接下來我在原方上加減，她繼續服用一個星期之後基本痊癒。我另外推薦了玫瑰疏肝茶，讓她在往後的日子持續飲用。

玫瑰花氣味芳香，既能疏肝理氣又能解鬱、活血散瘀、調經、柔肝醒脾、行氣活血，適合肝胃不和引發的脅痛脘悶、胃脘脹痛、月經不調、經前乳房脹痛等症。它還能在一定程度上治療面部黃褐斑，非常適合輕熟女飲用，是養顏、消炎之好夥伴。

佛手性溫，味辛、苦、酸，有特殊的香氣，能和中理氣、消痰利膈，治療胃痛脹滿、痰飲咳嗽、嘔吐少食等症。其既能助玫瑰花之力，又可以行氣導滯、調和脾胃，二者一同泡茶，即可達到解鬱、寬中理氣的目的。

即使沒有出現肝臟濕熱的疾病，也可以泡上一杯玫瑰疏肝茶來舒緩身心，抵禦濕熱，保持健康。

### 玫瑰疏肝茶

**功效** 解鬱、寬中理氣。

**材料：**玫瑰花、佛手各五克。

**做法：**玫瑰花和佛手一起放到杯內，倒入適量沸水，浸泡十分鐘左右即可飲用。每天一劑，隨泡隨喝。

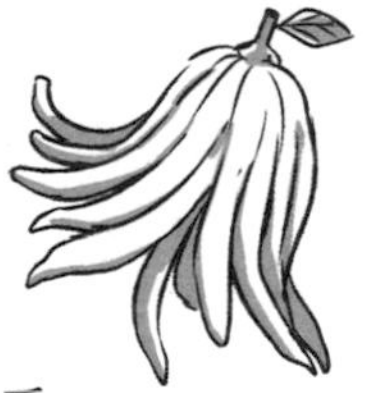

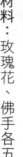

佛手

## ∵加味菊花茶，平肝降火除油膩

一到夏天，很多女性朋友的肌膚就會變得油膩膩的，尤其是臉上，上班時還好一些，等到下班時，用手一摸都是油，這該如何是好？

皮膚油膩主要為肝經濕熱所導致，加味菊花茶可清除肝經內的濕熱，常喝不僅能解油膩，還可擁有靚麗的容顏。

曾經有個衣著時尚，身材和臉型姣好的女孩來找我，主訴自己的皮膚一直出油，尤其是T字區更嚴重。她從事的是電子產品銷售的工作，每天上班前都要化妝，但是過不了多久，就因為「油光滿面」而不得不去補妝，真是不勝其煩。經過一番診斷，我斷定她的臉之所以容易出油，和肝經濕熱有很大的關係，於是囑咐她要泡些加味菊花茶來喝，肝經濕熱清除之後，臉自然就不會再油膩了。

菊花有滋陰清熱、平肝降火、散風解毒等功效，能清除由於壓力過大而致的火氣，還能在一定程度上防治痘痘、養眼明目、美白肌膚等；綠茶性寒，歸肝、脾、肺和腎經，能促進消化、防輻射、防癌、降血脂、減肥等，又可清熱化痰、去除油膩、收斂肌膚，是清肝經濕熱、美容保健很受歡迎的食材。

還可以將菊花和綠茶放入鍋中，與白米一同熬煮成粥，再加適量白糖或冰糖調味即成。

但是要注意，貧血者和處在經期的女性不適合服用此茶，因為綠茶、菊花均性寒，會讓貧血者的體質變得更差，或影響正常行經過程。而且，綠茶還含有單寧酸，會和食物裡的鐵分子結合，不利於人體吸收，加速鐵質流失；另外，鹼類物質會興奮神經，加重頭痛、腰痠、痛經等經期症狀。

將菊花和綠茶一同煎汁，放涼後洗臉，每天一～三次，特別是愛出油的地方要加強洗淨，並適當按摩二分鐘左右，就能有效解決面部油膩。

### 加味菊花茶

功效 平肝、降火、除油膩。

材料：菊花五～十克，綠茶三克，冰糖或蜂蜜適量。

做法：將菊花、綠茶一同放到乾淨的茶壺內，倒入適量沸水，上蓋悶五～十分鐘，最後調入適量冰糖或蜂蜜即可。每天服一劑，代茶飲用，可以沖至味淡。

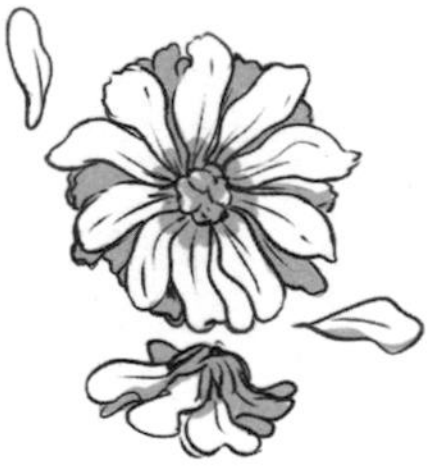

菊花

## ∵夏枯草膏，清瀉肝火散鬱結

夏枯草膏是一種以夏枯草為主製成的膏劑，有清火、散結、消腫之功效，適用於火熱內蘊導致的頭痛、眩暈、瘰癧（指發生在頭側耳後皮裡膜外，累累如串珠的結核；大者屬瘰，小者屬癧）、癭瘤（甲狀腺結節）、乳癰腫痛；或甲狀腺腫大、淋巴結核、乳腺增生等證候。

前些時候，有個二十歲的女孩來診所看病，她說自己的淋巴結經常性疼痛，特別是熬夜勞累或上火時，因為此病她屢屢打針吃藥，但病情仍然反反覆覆。這一次疼痛又找上她，她希望能透過中藥來緩解。我開了幾瓶夏枯草膏，她服完一瓶之後，疼痛、腫塊就消了很多，連續服了三瓶之後，她的脖子就恢復到之前的健康狀態。

夏枯草味苦、辛，入肝經和膽經，有清瀉肝火、解鬱散結、明目止痛、消腫利尿等功效，因此能有效緩解小姑娘因上火導致的淋巴結腫痛。

除了服用夏枯草膏之外，也可以直接取乾夏枯草二十～三十克來泡茶喝，喜歡甜味的朋友另加些蜂蜜，功效更佳。

夏枯草與菊花、決明子配伍，能治療眼睛紅腫疼痛；與石決明、鉤藤配伍，能治療頭暈、頭痛；與玄參、貝母、牡蠣配伍，能治療淋巴腫痛、乳房紅腫疼痛、乳腺炎等症。

夏枯草

需要提醒大家，煮夏枯草的時候不能用鐵鍋（鐵製品），以防破壞其藥效；孕婦、感冒患者、身體虛弱者均不宜服用夏枯草；服藥期間忌食辛辣油膩食物；若服藥後出現丘疹等過敏反應，應當立即就醫。

## ∴茵陳蒿湯，清熱利濕退黃疸

茵陳蒿湯，中醫方劑名，出自名醫張仲景的《傷寒論》，由茵陳、梔子、大黃組成，為治療濕熱黃疸的常用方。

記得某天，一對夫婦來看病，我問他們誰不舒服，丈夫還沒開口，妻子就指著先生說：「他！」而丈夫卻一臉委屈地說：「醫師，我沒有不舒服……」這到底怎麼回事？原來，男的沒有感覺自己哪裡不舒服，食慾也不錯，但女的卻總覺得他的皮膚和眼睛的顏色不對勁，發黃，便懷疑他生病了，於是連拖帶拉把老公推進了診所。

我對來者進行了檢查，發現他的舌苔黃膩，脈沉數，確定他的脾胃和肝膽濕熱比較嚴重，於是問他是否存在大便祕結、小便短赤的症狀，他驚訝地點了點頭，我說：「你患上黃疸了，不過沒關係，喝幾副茵陳蒿湯就沒事了。」

茵陳蒿湯的除濕熱功能非常好。此方之中的茵陳（又名茵陳蒿）性微寒，味苦，歸脾、胃、肝、膽經，為清熱利濕、退黃的名方，臨床應用非常廣泛，效果也不錯；

梔子能護肝利膽，是治療黃疸的常用藥材；大黃以瀉著稱，能涼血瀉火，有清熱利濕、解積散滯、去瘀解毒等功效。三種藥物聯合應用，即可有效清除體內濕熱。

除了煎湯外，還可以將它們添加到粥內，功效也是顯著的。喜歡喝茶的人，取茵陳十八克、梔子九克、大黃六克，一同放進茶壺或保溫杯內，倒入適量沸水，上蓋悶十五分鐘，取其汁液代替茶來飲用，可多次續水，至其口味變淡。

請注意，茵陳蒿湯均由味寒中藥構成，所以孕期女性最好在醫師的指導下慎用，另濕熱重的人不適合用此方。

濕熱黃疸有濕重於熱和熱重於濕的區別，對於前者，可以在這個方劑的基礎上添加茯苓、澤瀉、豬苓等利水滲濕的藥材；而後者，可在醫師指導下添加黃柏、龍膽草等清熱祛濕的藥材；伴隨著脅痛者，在此方基礎上添加柴胡、川楝子等疏肝理氣的藥材。

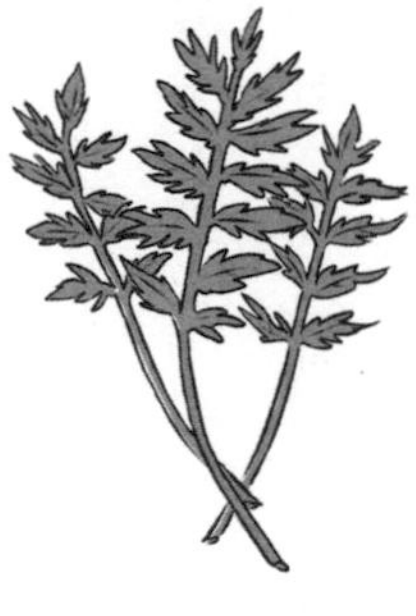

茵陳蒿

## ∵ 按摩曲泉穴，清肝又祛濕

曲泉穴是足厥陰肝經之合穴，在五腧穴中屬水。此穴被譽為人體的「二妙丸」（清熱燥濕的名方），清肝火、祛濕熱的功效非常好，臨床上常用其治療月經不調、痛經、產後腹痛、房勞遺精、癃閉（排尿困難）、泄瀉、頭痛、目眩、下肢痿痹、膝臏腫痛等症。

肝膽濕熱是常見病症，主要為感受濕熱之邪，喜食肥甘厚味之品，釀濕生熱；或脾胃失健，濕邪內生，鬱而化熱導致的。濕熱蘊在肝膽就會表現出脅肋滿痛、黃疸；濕熱鬱阻造成脾胃升降失司，就會表現出納呆、嘔噁、腹脹、大便不調；濕熱下注，會致使尿短赤、陰囊濕疹、睾丸腫脹熱痛、攝護腺炎，女性帶下黃臭、外陰瘙癢等。不過這些症狀，都能透過曲泉穴來輔助治療。

我曾經接診過一位患者，陰部疼痛不適長達一年之久，後又出現尿頻、尿急、尿痛，到醫院一檢查，確診為攝護腺炎，服藥一個多月之後沒什麼效果，後經人介紹找到我。患者自述及我觀察到的主要症狀有：小便黃赤、灼熱疼痛，尿頻、尿急，心煩失眠，舌質紅，舌苔薄黃，脈弦數，於是我斷定他這些毛病是肝經濕熱下注所致，治療時應當從疏肝清熱、通淋利濕著手。

我選取腎俞、膀胱俞、中極、三陰交、曲泉等穴對其進行針灸，留針十五分鐘，間歇運針，每天一次，五次為一療程，同時要求患者每天晚上睡覺前，自行按摩曲泉穴、關元穴、三陰交穴各兩分鐘，同時服用馬齒莧玉米鬚茶。經過三個療程的治療之後，患者痊癒。

馬齒莧、玉米鬚都是利濕食材，二者同用，可清熱利濕、散瘀消腫，非常適合慢性攝護腺炎的患者服用。

在治療各種濕症的時候，如濕熱、寒濕、濕毒、風濕等，也可艾灸曲泉穴，效果相當令人滿意。

## 馬齒莧玉米鬚茶

**功效** 清熱利濕、散瘀消腫。

**材料：**馬齒莧十克，玉米鬚六克。

**做法：**二者一同用溫開水洗淨後，放到乾淨的杯子裡，倒入適量沸水沖泡，悶十分鐘，代茶飲用，每天兩劑。

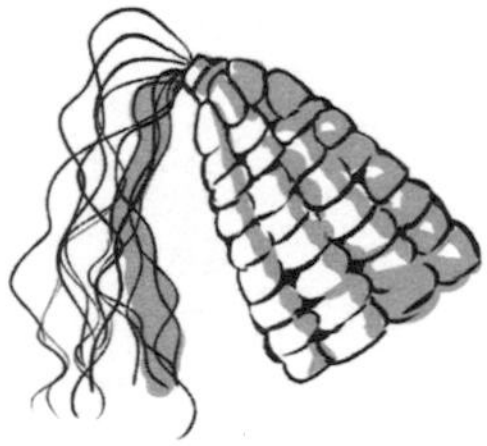

玉米鬚

## 按摩曲泉穴

功效 清肝又祛濕。

取穴：屈膝，膝內側橫紋頭上方，半腱肌、半膜肌止端前緣凹陷處。

艾灸：點燃艾條的一端，對準曲泉穴，和其保持三公分的距離進行熏烤，艾灸十五分鐘，至局部產生溫熱感卻沒有灼痛感的時候即可。

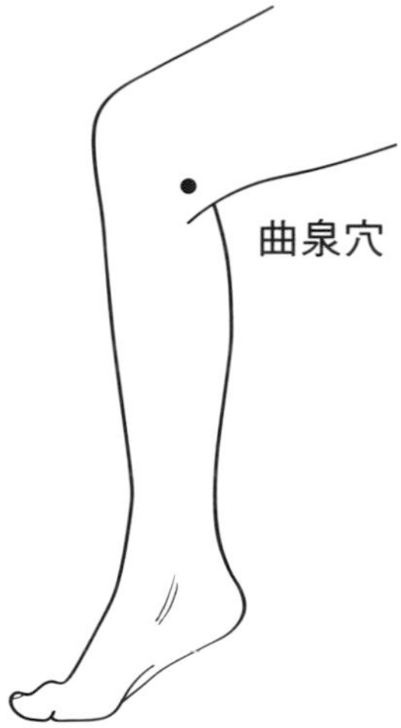

## 五 輕淨腎：濕熱毒腎精血衰，清除腎毒精力足

### ∵濕熱下注致陽痿，澤瀉粥來幫忙

隨著現代人生活節奏加快、工作壓力變大、飲食起居越來越沒有節律，導致很多男性朋友年紀輕輕就有陽痿症狀。陽痿讓男人在女人面前抬不起頭來，不但傷了自尊，更容易躲在陰暗角落裡黯然神傷。

提起陽痿，很多人都會想到腎陽虛，的確，陽痿多為腎陽虧虛、宗筋弛縱導致的，治療時應從溫補腎陽著手。但許多發現自己有陽痿傾向的人，就一個勁兒地服用補腎藥物或保健品等。然而事實上，雖然腎陽虛是陽痿的主要原因，但並非所有的陽痿症狀，都得歸咎腎陽虛，濕熱內結同樣也是元凶之一。

我認識某大電器公司的銷售經理，小夥子三十歲出頭，精明能幹，但他偷偷向我訴苦，原本自己的身體一直很健康，但是前段時間突然出現勃起功能障礙，讓他有些驚慌失措，自行服用補腎壯陽藥一個月之後，不僅沒有起色，症狀反而更嚴重，嚇得

他整天茶不思飯不想，焦慮異常。

我對他的生活習慣多少有些了解，這個年輕人愛吃肥膩之品，再加上工作性質需要喝酒應酬，整天都過著匪類的生活。除了陽痿之外，他還出現身重嗜睡、頭悶耳鳴、陰囊潮濕多汗、小便短赤等症。

我檢查後發現，患者的舌淡紅，舌苔黃膩，脈滑數，是很明顯的濕熱之象；加上他之前自行服用了溫補腎陽的藥物，無異火上澆油，病情加重成了必然的結果。

我開了清熱利濕的方劑給他，同時囑咐往後要清淡飲食，戒菸酒，並烹調澤瀉粥輔助治療。

澤瀉性寒，味甘淡，利水滲濕、泄熱通淋，能治療小便不利、熱淋澀痛、遺精等症。但要注意，腎虛精滑，沒有濕熱的人禁食此粥。

對於濕熱導致的陽痿來說，飲食調養非常重要，平常可適當吃些健脾利濕的食物，如山藥、鯉魚、薏仁等。陽痿患者多因自尊心之故而不願求醫，因此貽誤最佳的治療時機，所以提醒有這類困擾的男性，不要諱疾忌醫，時間一長，只會把病情拖得越來越嚴重。

### 澤瀉粥

**功效** 利水滲濕、泄熱通淋。

材料：澤瀉粉十克，白米五十克。

做法：白米淘洗乾淨後放入鍋中，倒進適量清水熬煮，等到米爛粥熟之後調入澤瀉粉，轉成小火稍微煮沸就可以了。每天兩次，溫熱服食。三天為一療程，不能久服，便祕者不宜服食。

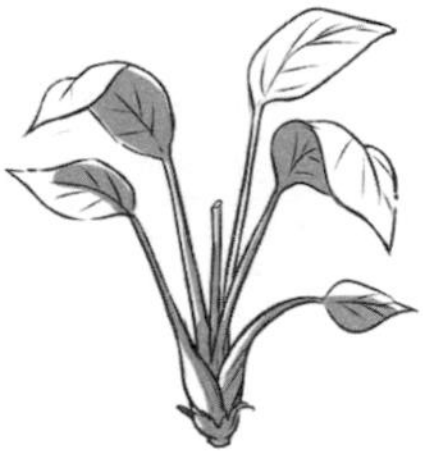

澤瀉

## 黑豆補腎湯，除濕除熱治腰痛

很多人都有腰痛的困擾，尤其是中老年人，不過腰痛只是一種症狀，並非疾病，因此治療之前，要先明確是哪種疾病導致的，做到辨證施治。本文主要介紹的是濕熱腰痛。

《黃帝內經》之中有云：「腎熱病者，先腰痛。」意思就是腰為腎之府，腎病不一定會腰痛。若是濕熱引發的疾病，如尿路感染、腎炎等，均會表現出腰痛，而且伴隨著其他症狀。因此，腰痛的時候，要考慮是不是腎出了問題，再根據其他症狀準確判斷疾病的類型。

曾經有一位患者來我這裡看病，他說自己腰痛，請我幫他看看，經過診斷，我確定他是濕熱腰痛。除了清淡飲食，多吃流質食物，適當運動，做好陰部衛生，防止濕熱外邪上逆、傳導疾病外，我還推薦一款藥膳——黑豆除濕補腎湯，讓他在家自己嘗試。

黑豆性平，味甘，歸脾經和腎經，有強壯身體、提升抗病能力、消腫下氣、潤肺燥熱、活血利水、祛風除痹、補血安神、明目健脾之效，能夠治療四肢麻痹、肝腎陰虛、頭暈目眩、腰痛或腰膝痠軟、視物昏暗、鬚髮早白、腳氣水腫、濕痹拘攣、腹內攣急作痛、瀉痢腹痛等；因此，黑豆在這個方劑之中，有著重要的補益之功。

而綠豆、薏仁皆可清熱解毒利濕，三種食材搭配在一起，即可有效補腎、除濕除熱、除濕痹拘攣、治腰痛等。

患者回去之後按照我的指示飲食清淡，同時持續服用此藥膳，一段時間之後，腰痛得到了顯著緩解。

### 黑豆除濕補腎湯

**功效** 補腎、除濕除熱、除濕痹拘攣、治腰痛。

材料：薏仁六十克，綠豆、黑豆各三十克，白糖適量。

做法：將黑豆、綠豆用溫水浸透；取鍋置於火上，倒入適量清水，放入黑豆，先開小火燒沸，之後放入綠豆燒沸，再放入淘洗乾淨的薏仁，開小火熬煮至熟爛，調入適量白糖即可。

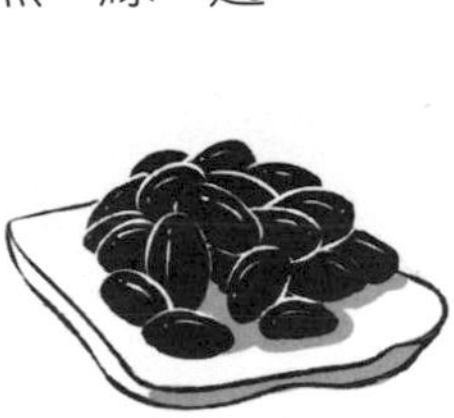

黑豆

## ∵蓮子化濕補腎湯，調治濕熱遺精

不少年輕男士因為遺精而煩惱，而這其中有很大一部分，是由於感到羞愧而不去就醫，導致疾病越發不可收拾。從中醫的角度來說，遺精很可能是濕熱所致，要想治療，必須先清除體內的濕熱，補腎固精。

有個二十歲出頭的年輕人來掛號求診，他的身材偏胖，面有油光，臉上還長著痘痘，一看就知道喜歡吃肥甘厚味之品。他說讀大學之後聚會比較多，常常喝酒。但是這段期間，經常小便色黃赤，有熱澀疼痛感，陰囊也有濕癢感。透過他的敘述，我斷定他所出現的遺精，主要為飲食不節，損傷脾胃，積熱化濕，濕熱下注擾動精室而成。所謂「精室」，指的就是腎，因為中醫主張「腎藏精」，濕熱擾腎，腎不固精，就會遺精。

我先讓他連續服用兩個療程的龍膽瀉肝丸，之後教他一個有效的食療方——蓮子化濕補腎湯。

蓮子能大補元氣，清熱固精，為治療夢遺滑精的佳品；現代藥理學表明，蓮子所含的蓮子鹼能平抑性慾，因此，非常適合出現夢遺或滑精的年輕男性服用；芡實補中益氣，滋養強壯，功效和蓮子相近，但是收斂鎮靜之效比蓮子強很多，能治療脾腎兩虛導致的慢性泄瀉、小便頻數、遺尿、夢遺滑精等症。

芡實能提高蓮子補益脾腎的功效，而茯苓亦可健脾利水，將此三味藥材配伍，不但能清利濕熱，而且能補腎強脾。

除了熬湯，也能利用它們熬粥。但仍要叮嚀，藥膳雖有輔助之能，可是自己的日常飲食也要多加留心，平時多吃些營養豐富，特別是高蛋白的食物，如牛奶、瘦肉、雞蛋等，儘量不要吃肥厚甘膩、辛辣之物，戒菸限酒，濃茶、咖啡也要少喝。

## 蓮子化濕補腎湯

功效 清利濕熱、補腎強脾。

材料：蓮子三十克，芡實二十克，茯苓十克。

做法：芡實和蓮子洗淨之後，用少量清水浸泡五～六小時；將泡好的蓮子、芡實一同放到燉鍋內，倒入八〇〇～一〇〇〇毫升的清水，開大火燒沸之後，放入茯苓一同熬煮至芡實和蓮子熟透，特別是芡實，一定要熬至開花熟爛，最後調味，分次吃完。如果是煮粥，則加入五〇～一〇〇克白米就可以了。

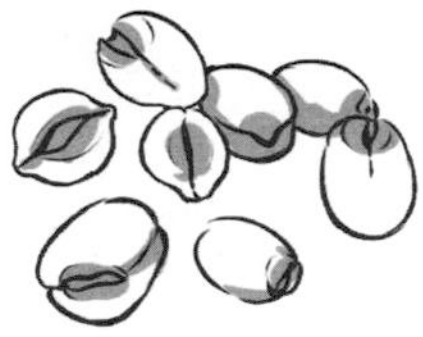

蓮子

## 玉米鬚湯，清熱利尿消腎炎

當濕熱長時間侵襲腎臟時，就會誘發濕熱腎炎。前段時間，有位五十歲左右的女士來到診所，她告訴我，自己到醫院做過檢查了，被確診為腎炎，當時醫生要求她在醫院打點滴治療，打了半個月之後，症狀得到顯著的改善，也出了院。現在，想請我開個調理身體的藥方。

我詳細看了她的檢查報告，發現她的病情已經控制得相當好了，根本沒有必要再服用湯藥，便推薦她一道藥膳——玉米鬚湯，這款湯品有非常好的清熱、利尿、消炎作用。

玉米鬚性平味甘，最早記載於《滇南本草》，是常用的利尿藥材，能夠增加氯化物的排出量。且它的利尿作用是腎外性的，因此對各種原因導致的水腫均有療效。將其洗淨後煮水，能清熱消暑。此外，還非常適合高血脂、高血壓、高血糖的患者飲用。

玉米鬚除了能利水消腫、泄熱、平肝利膽，還可抗過敏，治療腎炎、水腫、肝炎、高血壓、膽囊炎、膽結石、糖尿病、鼻竇炎、乳腺炎等症。因此，想要防治腎炎，適當喝些玉米鬚湯是大有益處的。此外，還有幾道治療腎炎有針對性的玉米鬚藥膳。

尿少、尿頻、尿急、尿道灼熱疼痛：取玉米鬚、玉米芯五〇克，一同放入鍋中，倒入適量清水煎汁，過濾留汁，代茶飲用，每天一劑，分成早、中、晚三次飲用。

腎炎水腫尿少：取玉米鬚五〇克，黃精十克，一同放入鍋中，倒入適量清水煎汁，過濾留汁，代茶飲用，每天一劑，分成早晚兩次服下。

膀胱炎、小便黃赤：取玉米鬚五〇克，車前子九克，甘草六克，一同放入鍋中，倒入適量清水煎汁，過濾留汁，代茶飲用，每天一劑，分成早晚兩次服下。

### 玉米鬚湯

**功效** 清熱、利尿、消腎炎。

材料：新鮮玉米鬚五〇克（或乾玉米鬚一〇〇克）。

做法：將玉米鬚放到砂鍋內，倒入適量清水，煎煮一小時，過濾留汁即可飲用。

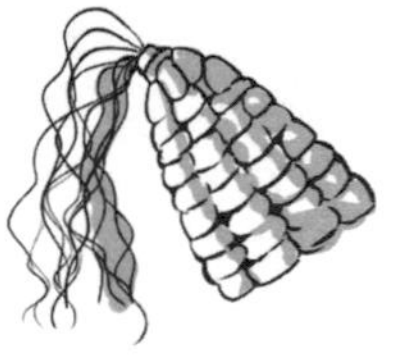

玉米鬚

## 濕熱帶下擾人煩，蒲公英茶能止帶

女人很容易出現白帶問題，在治療時，應當從清除體內多餘的濕熱著手，尤其是膀胱濕熱而致的帶下病。

前兩天，有位患者因為帶下病來求診，我並沒有幫她開常規的消炎藥，而是請她回去之後泡些蒲公英茶來喝，一段時間之後，白帶症狀果然減輕許多。

帶下病多因脾腎虛弱而致，濕熱下注到下焦，和膀胱濕熱有關。膀胱濕熱有化氣行水之功，可是一旦失調，就會誘發帶下病。蒲公英能清利下焦濕熱，因此可以防治濕熱型膀胱病、濕熱帶下病。

有報導認為蒲公英可以治療急性乳腺炎、淋巴結炎、瘰癧、疔毒瘡腫、急性結膜炎、感冒發熱、急性扁桃腺炎、急性支氣管炎、胃炎、肝炎、膽囊炎、尿路感染等。臨床上，則經常用其防治下焦諸多濕熱病，特別是膀胱濕熱而致的帶下病。春夏時節，蒲公英很容易找到，可以直接到野外採摘使用，也可以曬乾之後備用。

### 蒲公英茶

功效 止帶。

材料：蒲公英乾品三〇克。

做法：將蒲公英放到乾淨的砂鍋內，倒入三〇〇〇毫升的清水，煎煮至水剩一半時，代茶飲用，每天一劑。

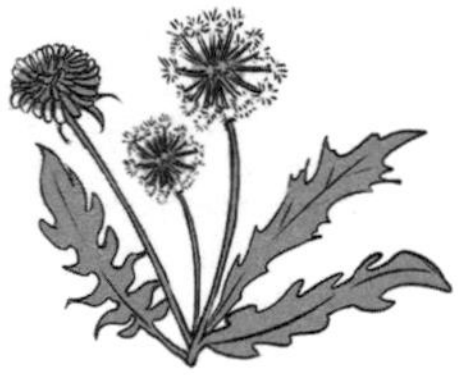

蒲公英

## ❖常吃綠豆芽，清熱解毒利尿路

天氣逐漸變熱之後，很多人發現自己的小便突然不正常了，尿頻、尿急、尿痛通通出籠，正常生活受到影響，苦惱不已。

現代醫學將尿頻、尿急、尿痛等一系列症狀統稱為泌尿道感染。以中醫來說，此病的病機是腎虛膀胱濕熱，在急性期應當清利膀胱濕熱，如果病情遷延而出現腎虛，清熱的同時還要注意補腎培本。既然這個疾病最開始和濕熱有關，因此，平時就要清利濕熱，即可有效預防，而綠豆芽是不錯的選擇。

綠豆芽是綠豆經過浸泡後生發出的嫩芽，在發芽過程中，維生素C的含量會驟增，部分蛋白質則分解成人體所需的胺基酸，因此綠豆芽的營養價值比綠豆高。

綠豆芽性涼，味甘，不但能清暑熱、通經脈、解諸毒，還可補腎、利尿、消腫、滋陰壯陽、調五臟、美肌膚、利濕熱、降血脂、軟化血管等。其入胃經和三焦經，擅長清熱解毒、利尿醒酒、祛痰火濕熱的功效是非常好的。烹調時不要用太多的油，儘量保持其清淡口味。

## 1 清炒綠豆芽

功效　清熱利濕。

人群宜忌　適合泌尿道感染屬膀胱濕熱、症見小便灼熱不利或尿頻澀痛的患者食用。

材料：綠豆芽五〇〇克，鹽少許。

做法：綠豆芽洗淨之後瀝乾水分；將鍋置於火上，倒入適量植物油，放進綠豆芽快速翻炒至八分熟，再均勻調入少許鹽即可。

## 2 綠豆芽炒海蜇

功效　清熱利濕。

人群宜忌　適合濕熱鬱滯、食少體倦、熱病煩渴、大便祕結、小便不利、目赤腫痛、口鼻生瘡等患者食用。但陽虛、脾胃虛寒、泄瀉者均應慎食。

材料：綠豆芽三〇〇克，海蜇絲二五〇克，胡蘿蔔五〇克。

做法：胡蘿蔔洗淨後切成細絲，汆燙備用；綠豆芽洗淨；海蜇絲放到清水中浸泡去除鹹味；將鍋置於火上，倒入適量清水燒沸，倒入海蜇絲燙一下，之後放到冷水中待涼；將炒鍋置於火上，倒入適量植物油，油熱後爆香蔥、蒜，倒入綠豆芽翻炒片刻，調入少許鹽、糖繼續翻炒至綠豆芽變軟，放入海蜇絲、胡蘿蔔絲後再炒，調入雞精，淋幾滴香油即可。

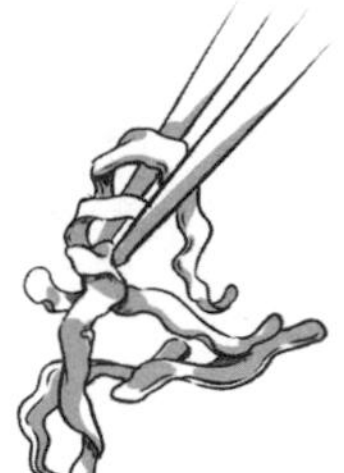
海蜇

## ❖ 按摩腎經補元氣，阻擋外邪不入侵

腎為先天之本，關乎一個人一生的幸福，想要擁有高品質的生活，首先要做的就是強壯自己的腎臟。腎臟包含生命的原動力，為生殖力之源泉，而腎經為養生過程中的重點保健經絡。

現代醫學指明，腎臟掌管、調節人體中的水液代謝過程，同時會將多餘的水分和老舊廢物透過膀胱排出體外。養腎可以結合腎經上的穴位全面養護腎氣，不僅能除濕熱，還可以抵抗各種腎和腎經疾病。

## 按摩足少陰腎經

**功效** 補元氣。

**【「足少陰腎經」循行路線圖】**

①此經從小趾邊起，斜向腳底心的湧泉穴

②出於舟骨粗隆下的然谷穴、照海穴、水泉穴，沿著內踝後的太谿穴，分支進入到腳跟中的大鐘穴

③向上經小腿內側的復溜穴、交信穴，會三陰交穴

④出膕窩內側的築賓穴、陰谷穴，上腿內後側通過脊椎的長強穴屬腎，終於膀胱的肓俞穴、中注穴、四滿穴、氣穴、大赫穴、橫骨穴，會關元穴、中極穴。

⑤直行脈：由腎向上至商曲穴、石關穴、陰都穴、通谷穴、幽門穴，通過肝、膈

⑥進入肺中的步廊穴、神封穴、靈墟穴、神藏穴、彧中穴、俞府穴，沿著喉嚨，夾舌根旁的通廉泉穴

⑦支脈：由肺而出，絡在心，流注在胸內，接手厥陰心包經

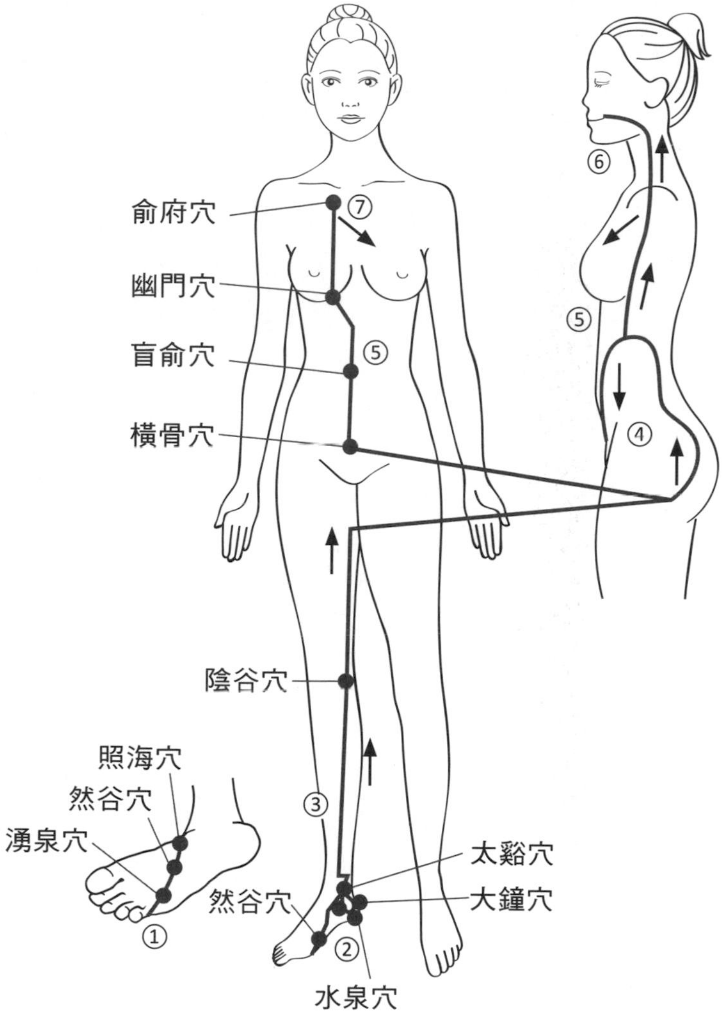
俞府穴
⑦
幽門穴
肓俞穴
⑤
橫骨穴
⑥
⑤
④
陰谷穴
照海穴
然谷穴
湧泉穴
①
③
太谿穴
大鐘穴
然谷穴
②
水泉穴

開始按摩時，可以參照經絡圖來慢慢摸索，也可以諮詢中醫師幫忙指導穴位位置、按摩方法等，即可輕鬆掌握經脈走向。

按摩腎經的最佳時間是酉時，即十七點～十九點，此時腎經當令，進行按摩能夠補充人體所需之腎氣，這樣不僅不容易受外邪的打擾，還能夠促進身體健康。每次循經按摩三～六遍，用掌推，同時在每個腎經穴位上稍微按摩。

腎經一共有二十七個穴位，每個都是養生要穴，可以根據自身狀況，選擇適當的穴位持續按摩，對腎臟大有裨益。

# 六 輕淨腸：濕熱毒腸泄不暢，通達腸道便正常

## ∴ 定時排便，大腸不易生濕熱

排便時間每個人不同，有的習慣在早上，有的習慣在中午，也有的愛在夜深人靜時蹲廁所……

在兒子小的時候，我就開始訓練他每天早晨起床後定時排便，並諄諄教誨這樣做可以及時清除體內的垃圾，對身體好處多多，所以兒子一直都很健康。

想要避免濕熱停留於體內，就得儘快將大便排出體外，不讓它成為濕熱的源頭，也不會由於腸內有濕而讓濕熱入侵，誘發各種病症。因此我們不難推斷，為了預防濕熱傷身，定時排便是必需的。那該從什麼地方著手呢？

### 1. 養成每天定時排便的習慣

最佳的排便時間是每天早飯之後，因為這時食物進入胃中，會引起「胃－結腸反

應」，促進胃腸蠕動，有利於排便反射的發生，而且此時大腸經當令。

### 2. 每天早晨起床後空腹喝一杯溫開水

起床之後，可以喝一杯溫開水或蜂蜜水，利於刺激胃腸蠕動，促進排便，而且能增加腸道裡面的水分，預防糞便乾燥誘發便祕等。

### 3. 清晨起床後即使沒有便意也要如廁

很多人可能不習慣早晨起床或吃完早餐後上廁所，因為沒有便意，但即使沒有便意，也應當如廁，這是結腸道重新調整規律的機會。且排便動作本身是種反射性活動，只要持續定時蹲廁所一段時間，就能逐漸建立起排便的條件反射，之後每天到了這個時間點都會有便意。

### 4. 排便時要集中精神

排便的過程中，要集中精神在「大號」這件事情上，儘量避免聽音樂、看報紙、玩手機等額外分心的動作，還要注意將大便排淨。

### 5. 不要強忍便意

不管是因為工作忙碌還是生活緊張，都不應該刻意忽視便意。長此以往，糞便就容易在腸道中久留，變得乾燥，導致便祕：時間一久，直腸感受糞便的能力就會下降，誘發直腸性便祕。如果你覺得早晨排便實在不適合，那選擇中午或晚上也是可以，但重點是要定時。

### 6. 避免依賴藥物通便

很多人排便不順的時候就會服用瀉藥，包括某些女性在減肥時愛用。每天用瀉藥強制自己的腸道排便，久而久之，不僅干擾腸道正常的吸收功能，且會降低其蠕動能力，變成不靠瀉藥就無法排便的窘況，到最後發展成頑固性便祕，更是苦不堪言。

### 7. 按摩腹部

每天應當安排時間按摩腹部，有助於糞便的排出。不過剛吃完飯是不宜按摩腹部的，最佳時間是飯後一小時，除了促進胃腸蠕動外，也利於食物的消化和吸收。

## ❖雙苓木棉花茶，祛除小腸濕熱毒

小腸實熱證是一種小腸裡熱熾盛的證候，主要為心熱下移於小腸導致。主要臨床表現包括：心煩口渴、口舌生瘡、小便赤澀、尿道灼痛、尿血、舌紅苔黃、脈數。

心火內盛，熱擾心神就會心煩，熱灼津液就會口渴，心火上炎就會口舌生瘡；而心和小腸互為表裡，心火過盛就會隨經絡下移至小腸；小腸能分清泌濁，讓水液入膀胱，這樣一來就會出現小便赤澀，尿道灼痛等症；若熱盛灼傷陽絡，即會表現出尿血、舌紅苔黃、脈數裡熱之象。在這些症狀當中，最常見的就是尿道感染。

尿道感染是女性的常見病、多發病，特別是在高溫潮濕的天氣裡，女性的私密處汗液蒸發不暢，長時間處在潮濕的狀態，各種致病菌就會大量滋生，誘發感染。中醫將尿道感染列在「癃閉」、「淋證」的範疇，主要症狀為腰痛、尿頻、尿急、尿痛等，並認為此病主要為濕熱下注所使然。

有位三十歲左右的女士來就醫時告訴我，自己每次和丈夫同房之後，都會出現陰部瘙癢、帶下量多、小腹疼痛、尿頻尿痛等症，去醫院檢查才知道是尿道感染；她覺得既然是尿道發生感染，自己就要注意陰部衛生，從那之後就有了潔癖，且同房開始有壓力，影響了夫妻之間的感情。她很鬱悶，不知道該怎麼辦才好。

我開導她，尿道感染可能與洗滌用具不潔，或攝生不慎（對身體狀況不注意），濕熱毒邪，侵犯下焦等有關；另外，濕熱天氣也可能是原因；多疑、生悶氣，氣鬱化火都容易誘發此病。我推薦一款茶飲——雙苓木棉花茶，請她有空多沖泡來喝，能有效緩解其所出現的症狀。

尿道感染的根本誘因是濕熱，不管是火熱之邪內侵、七情鬱結化火，還是飲食不節化熱生火，均會導致實熱內熾。濕熱蘊結到小腸，就會影響其分清泌濁之力；心和小腸互為表裡，會表現出口舌生瘡等症；小腸和膀胱有著密切關係，小腸濕熱移至膀胱，膀胱的氣化功能就會受影響，進而導致小便不利。

此方的茯苓和豬苓都是利水滲濕的常用藥，和有祛濕之功的木棉花配伍，即可清熱利濕。小腸實熱被清除出去之後，其泌別清濁的功能就會變得順暢，營養精華即可被吸收，糟粕垃圾順利被排出去，進而體內的新陳代謝過程，可以恢復正常運作。

## 雙苓木棉花茶

**功效** 清熱利濕。

**材料：** 豬苓、茯苓、木棉花各十五克，蜜棗二個。

**做法：** 將豬苓、茯苓、木棉花分別洗淨後，和蜜棗一同放到鍋內，倒入適量清水，開大火煮沸之後轉成中火繼續熬煮十分鐘，過濾取汁，放涼後代茶飲用。

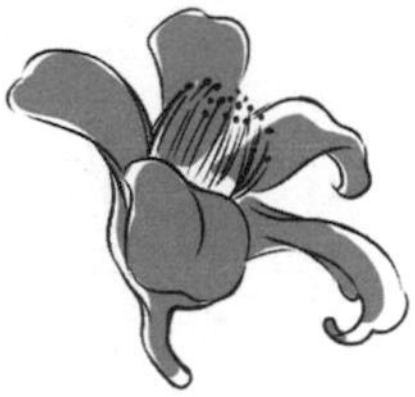

木棉花

## ∵常喝紅豆湯，祛除濕熱又養生

紅豆健脾止瀉、利水消腫，能治療水腫、足癬、黃疸、瀉痢、便血、癰腫等症。《神農本草經》形容其「主下水，排癰腫膿血」。《日華子本草》之中有云：「赤豆粉，治煩，解熱毒，排膿，補血脈。」《本草再新》則說紅豆可「清熱和血，利水通經，寬腸理氣」。

有位患者上個星期被派到南方出差，還沒一個禮拜就開始肚子疼，急匆匆趕了回來。我診斷出他應是小腸濕熱腹痛，但並沒有開藥讓他服用，而是要他回去之後熬點紅豆湯喝。

當時正值暑熱季節，他的出差地是武漢，處在濕熱的環境中喝點紅豆湯是非常有益的。連續喝了三天之後，患者打電話來說症狀已經痊癒，我請他務必持續喝下去，有助於預防濕熱再度侵襲。

紅豆養心功效佳，心和小腸互為表裡，二者相輔相成，心養好了，小腸的受盛、泌別、主液等功能即可維持正常；且其正氣不虛，就能避免招致濕熱等外邪。

紅豆歸心經和小腸經，除了養心護小腸，還有補中益氣之功。小腸有疾，特別是煩滿、脹痛，受濕熱之邪侵襲，找紅豆就對了。

防止小腸濕熱，或者處在濕熱的環境之中，或者攝入過量的肥甘厚味之品，都可以透過喝紅豆湯來保健身體。

## 紅豆湯

功效 健脾止瀉、利水消腫。

材料：紅豆五十克。

做法：將紅豆放到清水中浸泡一夜，第二天再將其放入鍋中，倒入二〇〇〇毫升清水，熬煮至紅豆開花即可，上蓋悶著，可隨時飲用。

## ∴二黃湯，清除濕熱止腹瀉

腹瀉是一種常見症狀，通常發生在吃了生冷、過期、變質的食物後，對於此類腹瀉，會透過止瀉藥來治療，但是有的時候，止瀉藥卻不能達到我們想要的效果。

幾個月前，一位女士因腹瀉多次前來求救，她本以為是小事情，每次都吃止瀉藥應急，不過腹瀉沒停多久又會發生，她說自己平時在飲食上很注意，為什麼還是會發生腹瀉呢？

患者描述自己的大便瀉而不爽、肛門處有灼熱感，我告訴她，她的腹瀉是濕熱導致，僅僅止瀉不能從根本上解決問題，必須將腸道內的濕熱之毒清除乾淨，才可達到根治的目的，否則病情就會反覆發作。

濕熱型腹瀉好發於夏秋季節，主要為外界濕熱之毒入侵胃腸，鬱結在中焦之中；若濕熱在內鬱蒸，胃腸裡面的氣血就會紊亂，傳導的功能也會失常，進而腹瀉。那麼，要怎麼判斷自己出現的腹瀉，是否為腸道濕熱引發的呢？

一般來說，濕熱型腹瀉的患者會伴隨著舌紅、舌苔黃膩、小便短赤等症，我開了二黃湯，請她回去之後按方服藥。

此方的黃連和黃芩皆為苦寒之品，能清熱燥濕、瀉火解毒，不管是腸胃濕熱導致的嘔吐、腹痛還是腹瀉、痢疾，都可透過此方來治療。甘草可補中益氣、清熱解毒、緩急止痛、調和藥性，在健脾和胃方面有著重要作用。

還可以用上述材料泡茶來喝，或者直接和白米一同熬煮成二黃粥。

但要事先提醒，若腹瀉並非濕熱導致，不能亂用二黃湯、二黃茶或二黃粥。透過藥物治療的同時，還要吃些流質食物，如牛奶、蔬果汁等，來補充身體中所缺失的水分。康復之後，飲食也要由稀到稠，從軟至硬，規律循序，進而確保脾胃和腸道的健康。

### 二黃湯

**功效** 清除濕熱、止腹瀉。

材料：黃芩、黃連、甘草各五十克。

做法：將黃芩、黃連、甘草一同研成粗末，每次取九克；或放到藥鍋內，倒入三〇〇毫升清水，開大火燒沸後轉成小火煎煮至水減半，取其汁，每天兩次，至腹瀉停止時停服。

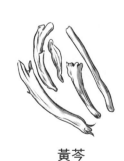

黃芩

## 二芩粥，整腸潤腸治便祕

說起便祕，幾乎每個人都曾被它困擾過，有的僅僅幾天，不用吃藥就能自癒；有的卻被糾纏許久，服藥都不能排個痛快。其實，不管是什麼原因導致的便祕，歸根究柢都是和大腸有關。

生活中，大部分人都是濕熱型便祕，這種便祕治療起來很困難，應從除濕除熱、健脾養胃、整腸潤腸等方面著手。

有個朋友打電話跟我訴苦，主要是說自己上大學的女兒，這兩年被便祕、腹瀉折騰得苦不堪言，臉上也長了很多痘痘，後來仔細詢問才知道，她所讀的大學在湖南，換了環境，飲食也有差異。湖南菜以辣味為主，很多菜肴甚至一半是辣椒，在那裡待了一段時間之後，自然也喜歡上辣味，雖然愛吃，但身體卻三天兩頭的不舒服。

我請朋友趁著假期帶女兒來診所一趟，對她進行了檢查和詢問，發現她出現的症狀和大腸濕熱有關。因此，除了要補益身體，還需要用一些能夠袪除大腸濕熱的方劑，才能緩解便祕。

正氣充足的人，即使吃了不當的食物或遭受外邪外患，也不容易生病，因此，對於這個女孩出現的病症，當務之急還是補足正氣。我開了能夠補正氣的藥方，之後囑咐她要規律生活，清淡飲食，即使每天吃外面，點菜時也請廚師別放辣椒。此外，還需保持良好的情緒，多吃些富含膳食纖維的新鮮蔬果，再配合二苓粥來防治大腸濕熱，治療濕熱便祕。

此粥中的薏仁除濕熱，且富含膳食纖維，可促進排便；茯苓性平，味甘淡，入心、肺、脾經，有滲濕利水、健脾和胃的功效，而且能治療濕熱便祕，濕熱消失，便祕症狀自然得到緩解；豬苓性平，味甘淡，歸腎經和膀胱經，利水滲濕，能夠治療小便不利、水腫、泄瀉、淋濁、帶下等症，為解熱除濕之佳品。三種藥材搭配在一起，即可除三焦之濕熱，健脾胃，整腸，促進通便。

並非所有的便祕患者都適合食用此藥膳，只要不是濕熱型便祕，藥膳作用不大，還是應及時到醫院就診，請醫師對症用藥。

### 二苓粥

功效 整腸、健脾胃。

材料：茯苓、豬苓各十五克，薏仁二十克。

做法：將上述食材一同放到乾淨的砂鍋內，煲至薏仁開花即可。

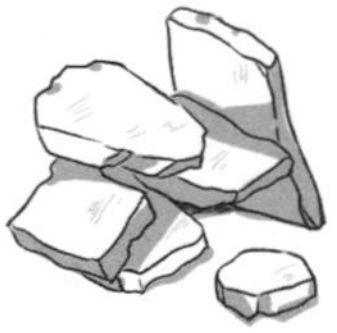
茯苓

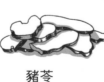

豬苓

## ∵馬齒莧綠豆湯，平復濕邪止痢疾

大腸濕熱證是指濕熱侵襲大腸表現出的證候。主要為外感濕熱之邪，或因飲食不節等因素所致。

大腸濕熱導致的痢疾，主要發生在夏秋季節，為濕熱之邪內傷脾胃，使得脾失健運，胃失消導，更挾積滯醞釀腸道造成，屬中醫「腸辟」、「滯下」範疇。濕熱侵襲大腸，會有裡急後重，或大便膿血、肛門灼熱、小便短赤等。

有個餐廳的服務人員來看病，因其工作繁重，飲食無忌，也沒有固定的吃飯時間，再加上暑熱太重，便出現了腹瀉情形；第二天之後雖然止住了，但是肚子還是很疼，趕緊來找我診治。

患者說，自從那天腹瀉之後不思飲食、小便短赤、裡急後重、舌苔黃膩、脈滑數，是典型的濕熱之象，主要為飲食不節不潔，損傷腸胃，濕熱之邪乘虛而入導致的。我開了兩劑藥，請他按方服藥，兩天後再回來複診。第三天患者來的時候，腹痛已經消失。把脈後我又開了三劑藥給他，同時要他熬些馬齒莧綠豆湯來輔助治療。

馬齒莧有清熱利濕、解毒消腫、消炎、止渴、利尿等功效，和清熱解毒的綠豆同用，能發揮很好的效果，非常適合濕熱泄瀉或熱毒血痢的患者服用。

痢疾的發生主要為外受濕熱、疫毒之氣，內受飲食生冷，傷及脾胃和臟腑形成，治療時應當注意辨證施治，或是透過藥膳進行調理。

痢疾出現的時候，除了按照醫囑服藥，還需注意合理膳食，儘量吃些軟爛的、容易消化的食物，喝些蔬果汁、淡鹽開水，必要的話可以禁食一天。生冷油膩、辛辣刺激之品都不能吃，以防止刺激胃腸，減輕其負擔。治療加護理，痢疾即可早日痊癒。

### 馬齒莧綠豆湯

功效 清熱利濕、解毒消腫。

材料：乾馬齒莧、綠豆各六十克。

做法：兩種材料洗淨後一同放入鍋中，倒入適量清水，開大火煮沸五分鐘後，轉成小火繼續煮半小時左右，過濾留汁，分次服下，每天服一～二次，連服三天。

## ∵按摩小腸經，補養正氣

有位女士，主訴自己最近一段時間的大小便，莫名其妙地不正常，經常腹瀉，小便短少而色黃，我對她進行了一番診療，發現她病在小腸，是脾胃虛弱，濕熱犯中焦，導致小腸的泌別清濁功能受到影響。

我開給她一些健脾整腸、除濕熱的湯藥，同時要她規律、清淡飲食，再配合小腸經的按摩，疾病就能很快痊癒。

按摩小腸經能促進消化吸收，補養正氣，利其養護。小腸主吸收，其功能是吸收被脾胃腐熟後的食物精華，之後將它們分配給各個臟器。進行按摩還能振奮精神，疏通經絡，暢通氣血，非常適合消化功能不好的人。此外，還能改善小腸功能，緩解老年人消化吸收能力差的問題。

長期使用電腦或伏案工作的朋友也非常適合這種方法，因為此類族群很容易出現脖子、肩膀痠痛，手臂沉重無力的狀況，按摩後即可緩解，有助於下午的工作順利。

## 按摩手太陽小腸經

**功效** 補養正氣。

**【「手太陽小腸經」循行路線圖】**

① 此經起於手小指側端

② 沿著手掌尺側緣上行

③ 出尺骨莖突

④ 沿著臂後邊尺側直上

⑤ 由尺骨鷹嘴上臂後內側出行至肩關節後

⑥ 繞肩胛，在大錘處（後頸部椎骨隆起處）和督脈相會

⑦之後前進到鎖骨上窩
⑧深入到體腔
⑨聯絡心臟
⑩沿著食道下行
⑪穿膈肌
⑫到胃部
⑬入屬小腸
⑭其分支由鎖骨上窩
⑮⑯⑰沿著頸上面頰至外眼角
⑱之後折回耳中
⑲另外一個分支由面頰部分出，經過眶下
⑳達到鼻根部內眼角
㉑之後斜行至顴部。脈氣由此和足太陽膀胱經相接

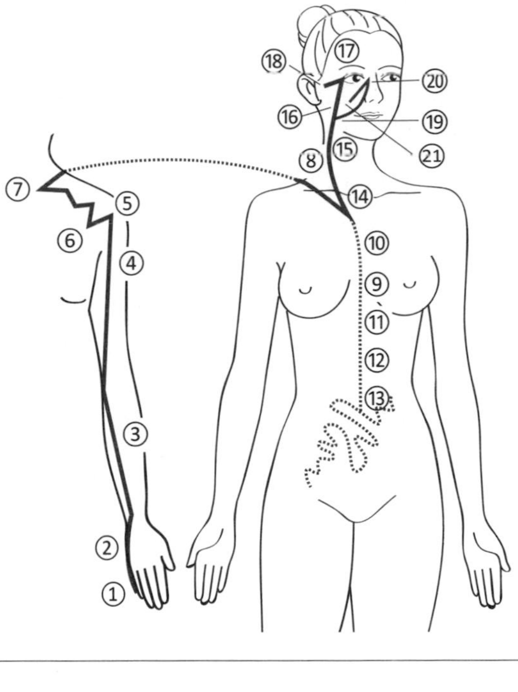

開始按摩時，可以參照經絡圖來慢慢摸索，也可以諮詢中醫師幫忙指導穴位位置、按摩方法等，即可輕鬆掌握經脈走向。

按摩小腸經的最佳時間是未時，也就是十三點～十五點，此時小腸經當令且氣血最為充足，進行按摩有利於養生。

每次按摩小腸經三～六遍，用掌推，同時在每個小腸經穴位上稍微按揉即可。

## 按摩大腸經，防治腸病禦外邪

大腸被濕熱困擾之後，腸道中的毒素就會有所殘留，透過血液循環鬱滯在皮膚表面，導致痘痘和色斑產生。

對於大腸濕熱的患者來說，想要祛除腸道中的濕熱毒，除了規律飲食，還可以在每天早晨起床後，喝下一杯溫開水，以清理腸胃；或早餐時喝一杯優酪乳或牛奶。平時避免吃油炸辛辣和生冷甜膩之品，多吃些富含纖維素的食物，如櫛瓜、糙米、芹菜、番茄、地瓜等，還要注意一點，不管是食物還是水，都應當以溫熱為主，努力為之，即可在一定程度上清除體內的濕熱，減少痘痘出現；也可利用按摩大腸經來養護大腸。

手陽明大腸經屬陽明經，氣血旺盛，能增強人體陽氣，或將多餘火氣去掉。此外，大腸經能治陽證、實證、發熱病，和肺互為表裡；肺之濁氣無法及時排出，就會透過大腸排泄；肺功能變弱，身體中的毒素就會淤積在大腸之中，因此按摩大腸經可讓正氣更加充足，以免被濕熱等外邪侵擾。

按摩大腸經能有效治療皮膚病，如痘痘和濕疹。也可改善五官疾患、咽喉病、熱病、腸胃病、神志病以及循行於大腸經處所出現的其他病症。

經絡按摩不是一兩次就能見效，需要長期持續才能看出效果。

## 按摩手陽明大腸經

功效 防治腸病、禦外邪。

【「手陽明大腸經」循行路線圖】

①此經起於食指橈側端的商陽穴
②～⑦經過手背循行在上肢身側前緣，上肩，至肩關節前緣
⑧向後和督脈在大椎穴相會
⑨之後下行入鎖骨上窩的缺盆穴
⑩進入胸腔絡肺
⑪通過膈肌下行

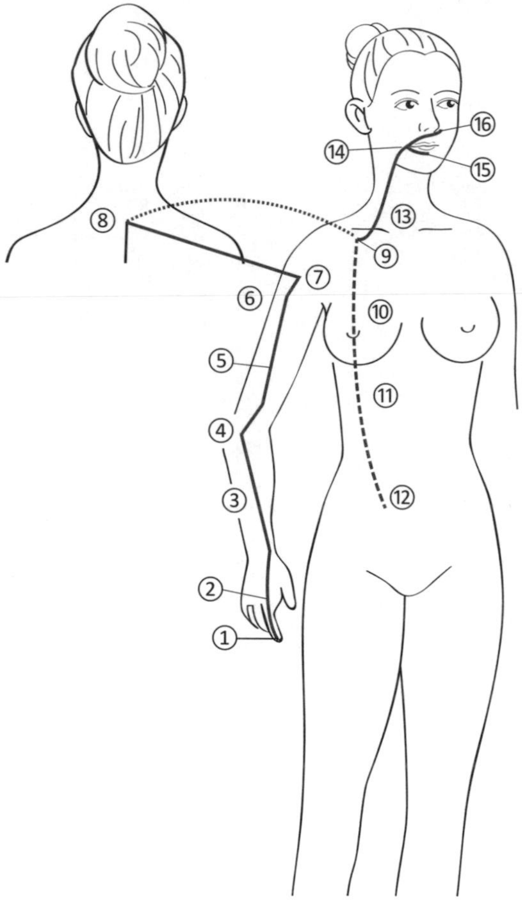


⑫ 入屬大腸

⑬ 其分支由鎖骨上窩上行

⑭ 經過頸部至面頰

⑮ 入下齒中，回出夾口兩旁，左右交叉在人中

⑯ 至對側鼻翼旁，經氣在迎香穴和足陽明胃經相接

開始按摩時，可以參照經絡圖來慢慢摸索，也可以諮詢中醫師幫忙指導穴位位置、按摩方法等，即可輕鬆掌握經脈走向。

按摩大腸經的最佳時間，是其當令的五點～七點，此時最好起床排便，將體內的廢物排泄出去。若起床之後無便意，可以先平躺在床上按摩大腸經，之後喝一杯水，以利排便。

每次循經按摩三～六遍，用掌推，同時在每個大腸經穴位上稍微按摩。

## ∵搖搖擺擺，刺激腸道排毒氣

沒事的時候，我們可以左右搖擺身體來鍛鍊腹部，刺激腹腔臟腑，這個過程就相當於按摩腹部，有助於提升臟腑功能，益氣活血，平衡陰陽，還能刺激腸道，促進排便排氣排毒。

這個動作也能加強人體的新陳代謝過程，或讓緊張的肌肉得到放鬆，各部位的機能得以恢復，均衡體態，進而瘦身，保持年輕。

## 左右搖擺操

**功效** 刺激腸道、排毒氣。

**【左右搖擺操（上擺式）】**

站姿，雙腳與肩同寬，吸氣，雙手向上舉，雙掌相對，之後雙臂帶動腰腹左右各擺動十六下。此動作能夠運動到腰部、腹部、背部、上臂，有益臟腑健康。

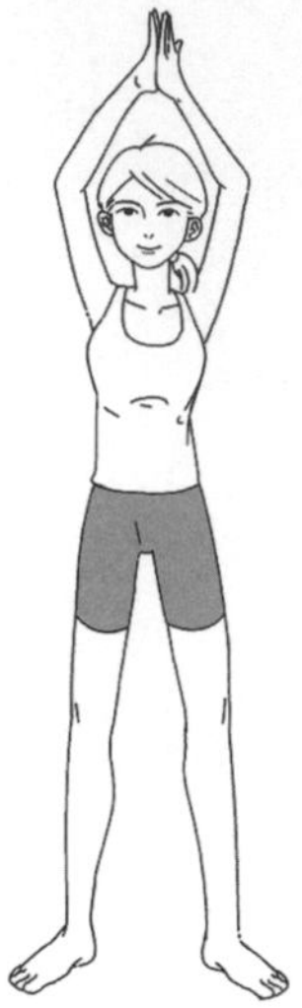

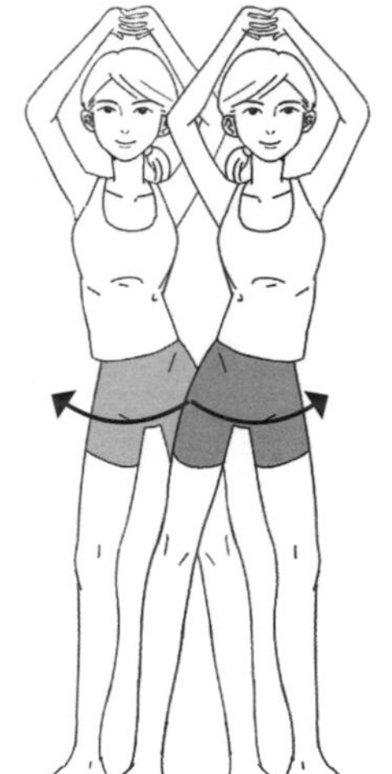

**【左右搖擺操（左擺＋右擺式）】**

左擺式：恢復站姿，雙腳與肩同寬，放下手臂，左轉身體，右手向前拍打腰腹部，左手向後拍打腰背部。最好隨慣性進行擺動，拍打身體的時候稍微用力，要能發出「啪啪」的響聲。

右擺式：恢復站姿，雙腳與肩同寬，放下手臂，右轉身體，左手向前拍打腰腹部，右手向後拍打腰背部。最好隨慣性進行擺動，拍打身體的時候稍微用力，要能發出「啪啪」的響聲。

左擺式要和右擺式一起做，左右分別做十六下是一個回合。

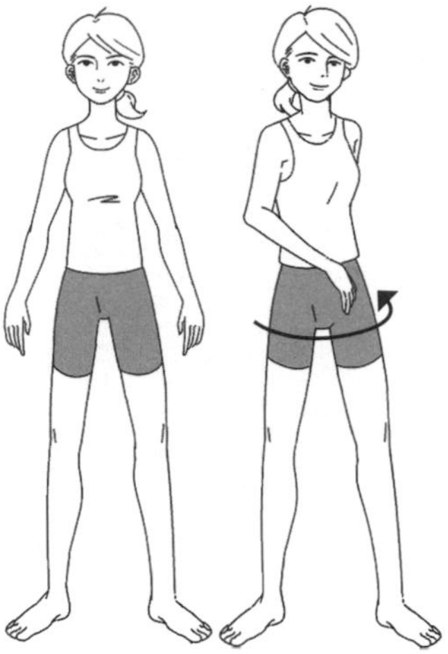

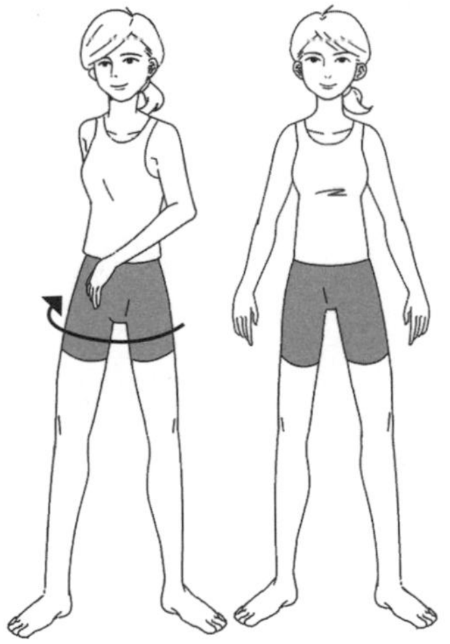

## 【左右搖擺操（前後搖擺式））】

前後搖擺式：吸氣，將雙手舉過頭頂，雙掌向前，呼氣彎腰，腿部保持直立，腰要儘量向下彎，之後吸氣，舉起雙手到頭頂上，向後仰，再次呼氣彎腰。吸氣的時候身體直立往上仰，節奏要更快一些，重複此動作十六次。

這個動作可以有效按摩人體的臟器，不僅能改善身體狀況，祛除體內濕熱，還能夠完美身材，不過要長期持續才能看出效果。

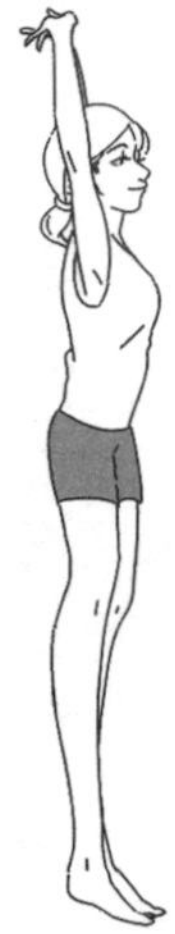

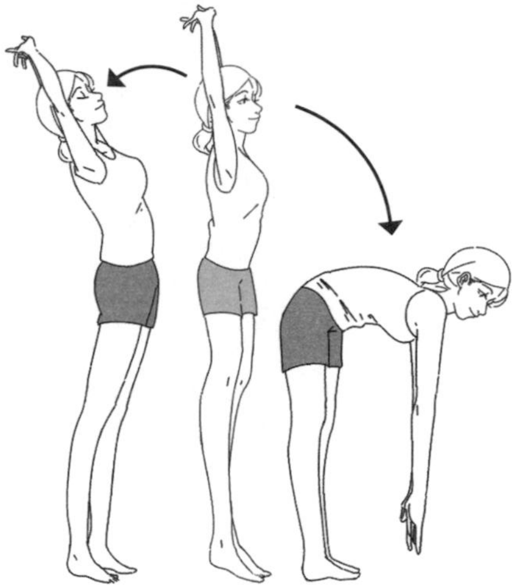

國家圖書館出版品預行編目資料
一天一排毒，身體才會好：中醫師的全身天然排毒法 / 張霆著 . -- 初版 . --
新北市：幸福文化出版：遠足文化發行，2019.12
面； 公分 . -- ( 健康養生區 Healthy Living ; 10)
ISBN 978-957-8683-77-8( 平裝 )
1. 健康法 2. 養生 3. 食療

411.1 108018129

健康養生區 Healthy Living 010

# 一天一排毒，身體才會好

## 中醫師的全身天然排毒法，清淨五臟，防生病

作　　者：張霆
責任編輯：梁淑玲
文字整理：羅煥耿
封面設計：耶麗米工作室
內文排版：王氏研創藝術有限公司
插　　畫：王氏研創藝術有限公司

出版總監：黃文慧
副 總 編：梁淑玲、林麗文
主　　編：蕭歆儀、黃佳燕、賴秉薇
行銷企劃：林彥伶、朱妍靜
印　　務：黃禮賢、李孟儒

社　　長：郭重興
發行人兼出版總監：曾大福
出　　版：幸福文化／遠足文化事業股份有限公司
地　　址：231 新北市新店區民權路 108-1 號 8 樓
網　　址：https://www.facebook.com/happinessbookrep/
電　　話：（02）2218-1417
傳　　真：（02）2218-8057

發　　行：遠足文化事業股份有限公司
地　　址：231 新北市新店區民權路 108-2 號 9 樓
電　　話：（02）2218-1417
傳　　真：（02）2218-1142
電　　郵：service@bookrep.com.tw
郵撥帳號：19504465
客服電話：0800-221-029
網　　址：www.bookrep.com.tw

法律顧問：華洋法律事務所 蘇文生律師
初版 1 刷：2019 年 12 月
定　　價：380 元

Printed in Taiwan

請沿虛線剪下，黏貼好後，直接投入郵筒寄回

| 廣　告　回　信 |
| --- |
| 臺灣北區郵政管理局登記證 |
| 第　1　4　4　3　7　號 |

請直接投郵，郵資由本公司負擔

23141

新北市新店區民權路 108-4 號 8 樓

**遠足文化事業股份有限公司　收**

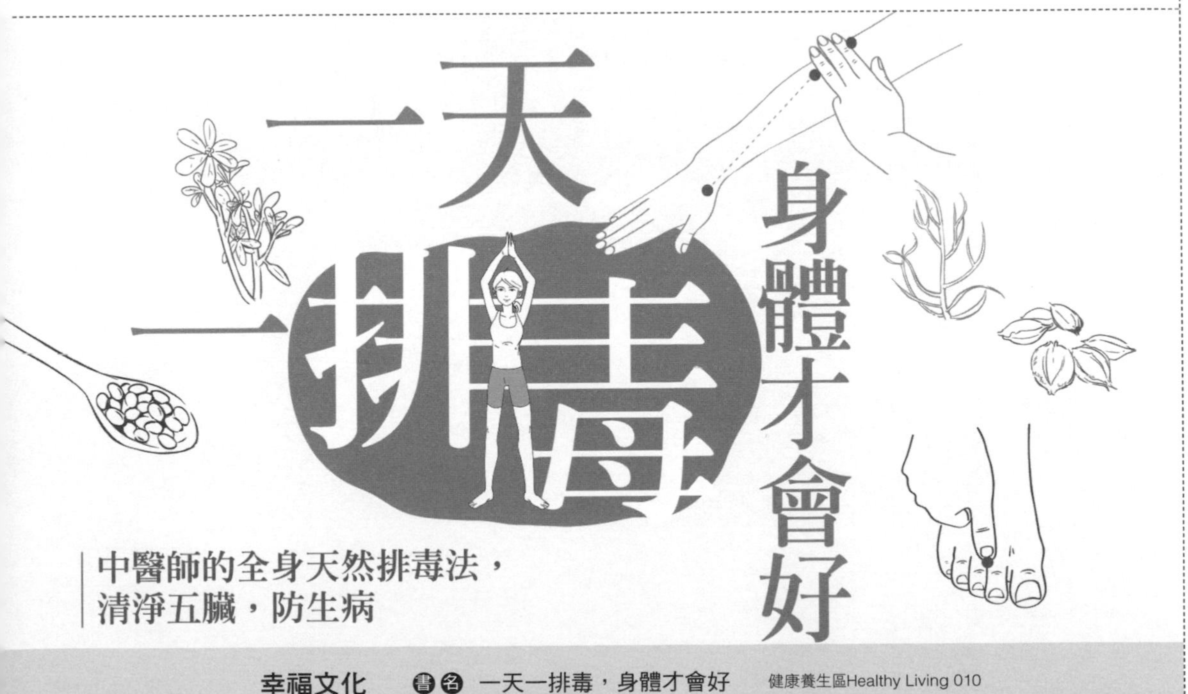


幸福文化　書名　一天一排毒，身體才會好　健康養生區Healthy Living 010

## 讀者回函卡

感謝您購買本公司出版的書籍，您的建議就是幸福文化前進的原動力。請撥冗填寫此卡，我們將不定期提供您最新的出版訊息與優惠活動。您的支持與鼓勵，將使我們更加努力製作出更好的作品。

### 讀者資料

●姓名：________ ● 性別：□男 □女 ●出生年月日：民國____年____月____日

●E-mail：________

●地址：□□□□□________

●電話：________ 手機：________ 傳真：________

●職業： □學生 □生產、製造 □金融、商業 □傳播、廣告
□軍人、公務 □教育、文化 □旅遊、運輸 □醫療、保健
□仲介、服務 □自由、家管 □其他

### 購書資料

1. 您如何購買本書？□一般書店（　　縣市　　書店）
□網路書店（　　書店） □量販店 □郵購 □其他
2. 您從何處知道本書？□一般書店 □網路書店（　　書店） □量販店 □報紙
□廣播 □電視 □朋友推薦 □其他
3. 您購買本書的原因？□喜歡作者 □對內容感興趣 □工作需要 □其他
4. 您對本書的評價：（請填代號 1. 非常滿意 2. 滿意 3. 尚可 4. 待改進）
□定價 □內容 □版面編排 □印刷 □整體評價
5. 您的閱讀習慣：□生活風格 □休閒旅遊 □健康醫療 □美容造型 □兩性 □文史哲
□藝術 □百科 □圖鑑 □其他
6. 您是否願意加入幸福文化 Facebook：□是 □否
7. 您最喜歡作者在本書中的哪一個單元：________
8. 您對本書或本公司的建議：________

幸福
文化

幸福
文化

幸福
文化

幸福
文化